医学影像学解剖图谱丛书

腹部影像解剖图谱

（第2版）

主　编　周　滟　殷　焱
　　　　钱黎俊　曹梦秋
主　审　许建荣　华　佳

上海科学技术出版社

图书在版编目（CIP）数据

腹部影像解剖图谱 / 周滟等主编. -- 2版. -- 上海 ：
上海科学技术出版社，2025. 1. --（医学影像学解剖图
谱丛书）. -- ISBN 978-7-5478-6924-6

Ⅰ. R572.04-64

中国国家版本馆CIP数据核字第2024WK3050号

腹部影像解剖图谱（第2版）

主编　周　滟　殷　焱　钱黎俊　曹梦秋

上海世纪出版（集团）有限公司
上海科学技术出版社　出版、发行

（上海市闵行区号景路159弄A座9F-10F）

邮政编码201101　www.sstp.cn

山东韵杰文化科技有限公司印刷

开本 889×1194　1/32　印张 4.75

字数 100千字

2010年4月第1版

2025年1月第2版　2025年1月第1次印刷

ISBN 978-7-5478-6924-6 / R·3160

定价：48.00元

本书如有缺页、错装或坏损等严重质量问题，请向印刷厂联系调换

内容提要

影像学检查能帮助医生全面观察人体的结构、病变，无论是影像科医生还是临床医生，在工作中都经常借助影像学检查进行临床诊断或治疗，制订完善的治疗方案，而熟悉、掌握正常影像解剖结构是这一切的基础。

本书是上海科学技术出版社"医学影像学解剖图谱丛书"之《腹部影像解剖图谱》的修订版，内容包括腹部断面影像解剖、各脏器增强影像特点、胆道影像解剖、消化道断面影像解剖、泌尿系统影像解剖、腹部血管影像解剖及肝脏的分段。腹部断面影像解剖按横断面和冠状面显示并标明了腹部解剖结构名称（中英文），各脏器增强影像特点列出了各脏器增强值和解剖结构，胆道影像解剖、消化道断面影像解剖、泌尿系统影像解剖阐述了检查方法和重建影像解剖，腹部血管影像解剖显示了断面血管影像和 CTA、MRA 血管解剖。解剖结构名称均以中、英文标注，便于读者学习。

本次修订秉持第 1 版直观明了、易学易记的编写原则，新增了胆道常见异常、腹部血管常见异常、肝脏的分段，内容更加全面。本书可以作为医学生、青年医生学习、掌握腹部影像解剖的工具。

编者名单

主　编　周滟　殷焱　钱黎俊
　　　　　曹梦秋

主　审　许建荣　华佳

编写人员（按姓氏汉语拼音排序）
　　　　　柴伟明　戈欣　李磊
　　　　　所世腾　王嵇　严赟琦

前　言

自 20 世纪末以来，医学影像学经历了革命性的发展，CT、MRI、超声和 SPECT 等技术的应用极大地丰富了我们对人体解剖结构的认识。这些技术不仅提供了前所未有的视觉细节，也使得我们能够从不同的角度观察和理解人体内部结构。影像解剖学书籍作为连接传统解剖学与现代影像技术的桥梁，对医学教育和临床实践具有不可替代的价值。市场上的影像解剖学书籍种类繁多，涵盖了从基础的断面解剖图谱到高级的三维重建和功能成像技术。然而，随着技术的不断进步，一些图书的影像资料已经不能满足现代临床的需求，而新的影像学研究成果也需要被系统地整合和传播。

本书第 1 版自 2010 年出版以来，以其清晰的图像和实用的内容受到了广大医学生的欢迎。它强调了在掌握大体解剖知识的基础上，对 CT 和 MRI 断面解剖的深入理解，并通过结合线条图与实际影像，帮助读者构建起立体的解剖结构认知。尽管如此，随着时间的推移和技术的发展，第 1 版在某些方面已经显示出局限性，特别是在图像质量和解剖变异的涵盖范围方面。

为了回应这些挑战并满足读者的需求，第 2 版在以下方面进行了显著的改进和扩展。① 定位线的应用：新增了横断面图像中的定位线，以提高解剖结构识别的准确性和效率。② 腹部血管和胆道变异：增加了对腹部血管和胆道变异的详细讨论，以反映这些变异在临床诊断中的重要性。③ 肝脏分段（8 段法）：本次修订引入了肝脏 8 段法分段的详细描述，为肝脏疾病的诊断和治疗提供了更精确的解剖学基础，这些内容对肝移植手术的术前评估尤其重要。④ 采用了最新一代影像设备获取的高质量图像，确保了内容的前沿性和实用性。

随着医学影像技术的不断发展，影像解剖学书籍也需要不断地更新和进化。我们期待本书能够成为医学生的宝贵资源，为他们未来的研究和实践提供坚实的基础。在本书的编写过程中，我们尽力汇集了当前影像解剖学领域的知识与技术，但编写者水平有限，因此本书不可避免地存在一些不足之处。我们非常欢迎读者提出宝贵的意见和建议，以便我们在未来的版本中进行改进。您的反馈对于本书的完善至关重要。

最后，我们要感谢所有参与本书编写、审校和给予支持的同事、同行和朋友们，没有他们的帮助和支持，这本书是不可能完成的。

周 滟

2024 年 10 月

目　录

第一章
腹部断面影像解剖

　　本章主要为正常腹部的连续横断面及冠状面断层影像解剖图，包括 MR T2WI、CT 增强门脉期影像及解剖线条图。横断面图像包括肝脏上缘至会阴部的连续断层图像。

一　横断面

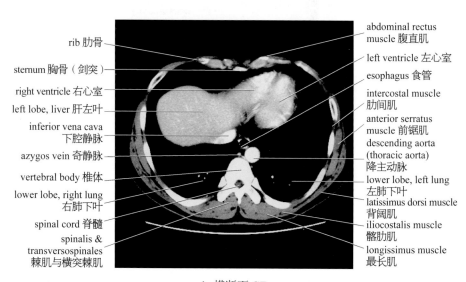

sternum
胸骨（剑突）

right ventricle
右心室

intercostal muscle
肋间肌

left lobe, liver
肝左叶

inferior vena cava
下腔静脉

azygos vein 奇静脉

vertebral body
椎体

lower lobe, right lung
右肺下叶

spinal cord 脊髓

spinalis &
transversospinales
棘肌与横突棘肌

abdominal rectus
muscle 腹直肌

rib 肋骨

left ventricle 左心室

esophagus 食管

anterior serratus
muscle 前锯肌

descending aorta
(thoracic aorta)
降主动脉

lower lobe, left lung
左肺下叶

latissimus dorsi
muscle 背阔肌

iliocostalis muscle
髂肋肌

longissimus muscle
最长肌

a. 横断面 MR T2WI

rib 肋骨

sternum 胸骨（剑突）

right ventricle 右心室

left lobe, liver 肝左叶

inferior vena cava
下腔静脉

azygos vein 奇静脉

vertebral body 椎体

lower lobe, right lung
右肺下叶

spinal cord 脊髓

spinalis &
transversospinales
棘肌与横突棘肌

abdominal rectus
muscle 腹直肌

left ventricle 左心室

esophagus 食管

intercostal muscle
肋间肌

anterior serratus
muscle 前锯肌

descending aorta
(thoracic aorta)
降主动脉

lower lobe, left lung
左肺下叶

latissimus dorsi muscle
背阔肌

iliocostalis muscle
髂肋肌

longissimus muscle
最长肌

b. 横断面 CT

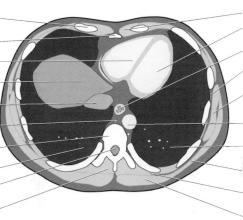

rib 肋骨

sternum 胸骨（剑突）

right ventricle 右心室

left lobe, liver 肝左叶

inferior vena cava 下腔静脉

azygos vein 奇静脉

vertebral body 椎体

lower lobe, right lung 右肺下叶

spinal cord 脊髓

spinalis & transversospinales 棘肌与横突棘肌

abdominal rectus muscle 腹直肌

left ventricle 左心室

esophagus 食管

intercostal muscle 肋间肌

anterior serratus muscle 前锯肌

descending aorta (thoracic aorta) 降主动脉

lower lobe, left lung 左肺下叶

latissimus dorsi muscle 背阔肌

iliocostalis muscle 髂肋肌

longissimus muscle 最长肌

c. 横断面影像解剖示意图

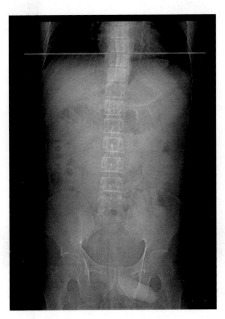

d. 横断面影像定位图

图 1-1-1　横断面-1

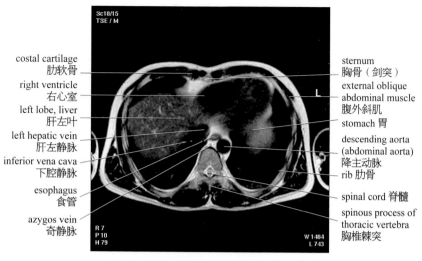

costal cartilage
肋软骨

right ventricle
右心室

left lobe, liver
肝左叶

left hepatic vein
肝左静脉

inferior vena cava
下腔静脉

esophagus
食管

azygos vein
奇静脉

sternum
胸骨（剑突）

external oblique
abdominal muscle
腹外斜肌

stomach 胃

descending aorta
(abdominal aorta)
降主动脉

rib 肋骨

spinal cord 脊髓

spinous process of
thoracic vertebra
胸椎棘突

a. 横断面 MR T2WI

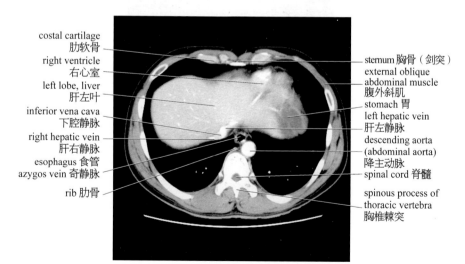

costal cartilage
肋软骨

right ventricle
右心室

left lobe, liver
肝左叶

inferior vena cava
下腔静脉

right hepatic vein
肝右静脉

esophagus 食管

azygos vein 奇静脉

rib 肋骨

sternum 胸骨（剑突）

external oblique
abdominal muscle
腹外斜肌

stomach 胃

left hepatic vein
肝左静脉

descending aorta
(abdominal aorta)
降主动脉

spinal cord 脊髓

spinous process of
thoracic vertebra
胸椎棘突

b. 横断面 CT

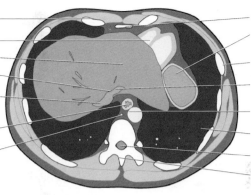

costal cartilage 肋软骨
right ventricle 右心室
left lobe, liver 肝左叶
inferior vena cava 下腔静脉
right hepatic vein 肝右静脉
esophagus 食管
azygos vein 奇静脉

sternum 胸骨（剑突）
stomach 胃
external oblique abdominal muscle 腹外斜肌
left hepatic vein 肝左静脉
descending aorta 降主动脉
rib 肋骨
spinal cord 脊髓
spinous process of thoracic vertebra 胸椎棘突

c. 横断面影像解剖示意图

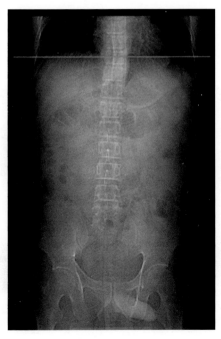

d. 横断面影像定位图

图 1-1-2 横断面-2

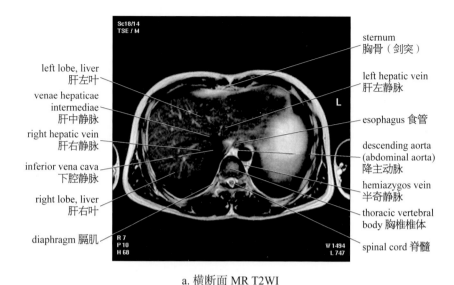

left lobe, liver 肝左叶

venae hepaticae intermediae 肝中静脉

right hepatic vein 肝右静脉

inferior vena cava 下腔静脉

right lobe, liver 肝右叶

diaphragm 膈肌

sternum 胸骨（剑突）

left hepatic vein 肝左静脉

esophagus 食管

descending aorta (abdominal aorta) 降主动脉

hemiazygos vein 半奇静脉

thoracic vertebral body 胸椎椎体

spinal cord 脊髓

a. 横断面 MR T2WI

left lobe, liver 肝左叶

venae hepaticae intermediae 肝中静脉

right hepatic vein 肝右静脉

inferior vena cava 下腔静脉

right lobe, liver 肝右叶

diaphragm 膈肌

sternum 胸骨（剑突）

left hepatic vein 肝左静脉

stomach 胃

esophagus 食管

descending aorta (abdominal aorta) 降主动脉

hemiazygos vein 半奇静脉

thoracic vertebral body 胸椎椎体

spinal cord 脊髓

b. 横断面 CT

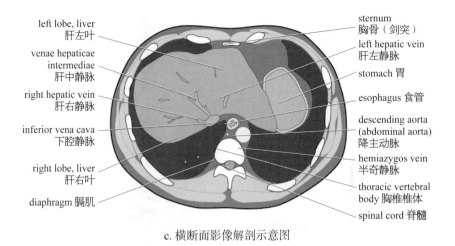

left lobe, liver
肝左叶

venae hepaticae
intermediae
肝中静脉

right hepatic vein
肝右静脉

inferior vena cava
下腔静脉

right lobe, liver
肝右叶

diaphragm 膈肌

sternum
胸骨（剑突）

left hepatic vein
肝左静脉

stomach 胃

esophagus 食管

descending aorta
(abdominal aorta)
降主动脉

hemiazygos vein
半奇静脉

thoracic vertebral
body 胸椎椎体

spinal cord 脊髓

c. 横断面影像解剖示意图

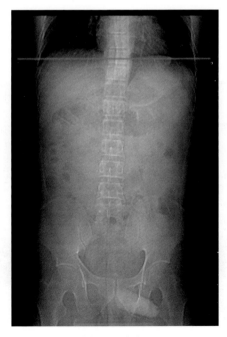

d. 横断面影像定位图

图 1-1-3 横断面-3

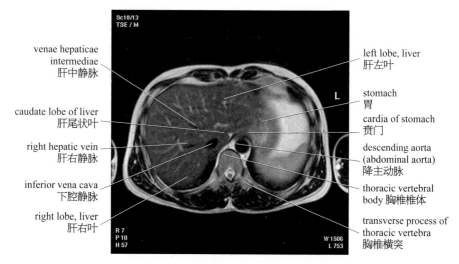

venae hepaticae intermediae 肝中静脉

caudate lobe of liver 肝尾状叶

right hepatic vein 肝右静脉

inferior vena cava 下腔静脉

right lobe, liver 肝右叶

left lobe, liver 肝左叶

stomach 胃

cardia of stomach 贲门

descending aorta (abdominal aorta) 降主动脉

thoracic vertebral body 胸椎椎体

transverse process of thoracic vertebra 胸椎横突

a. 横断面 MR T2WI

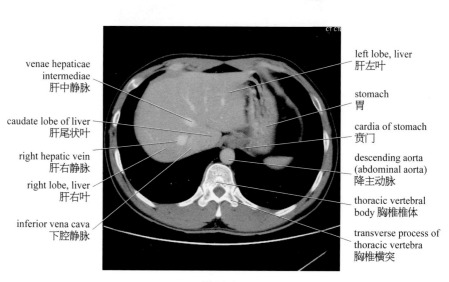

venae hepaticae intermediae 肝中静脉

caudate lobe of liver 肝尾状叶

right hepatic vein 肝右静脉

right lobe, liver 肝右叶

inferior vena cava 下腔静脉

left lobe, liver 肝左叶

stomach 胃

cardia of stomach 贲门

descending aorta (abdominal aorta) 降主动脉

thoracic vertebral body 胸椎椎体

transverse process of thoracic vertebra 胸椎横突

b. 横断面 CT

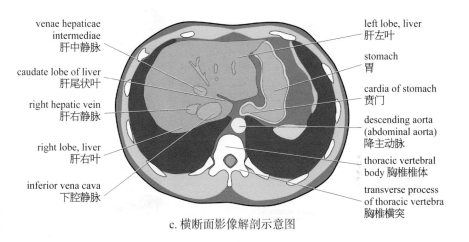

venae hepaticae intermediae
肝中静脉

caudate lobe of liver
肝尾状叶

right hepatic vein
肝右静脉

right lobe, liver
肝右叶

inferior vena cava
下腔静脉

left lobe, liver
肝左叶

stomach
胃

cardia of stomach
贲门

descending aorta (abdominal aorta)
降主动脉

thoracic vertebral body 胸椎椎体

transverse process of thoracic vertebra
胸椎横突

c. 横断面影像解剖示意图

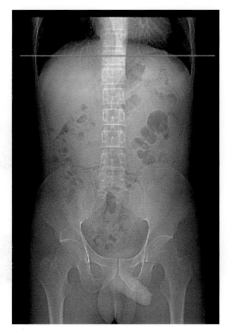

d. 横断面影像定位图

图 1-1-4 横断面-4

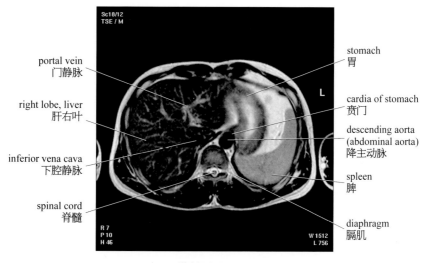

portal vein
门静脉

right lobe, liver
肝右叶

inferior vena cava
下腔静脉

spinal cord
脊髓

stomach
胃

cardia of stomach
贲门

descending aorta
(abdominal aorta)
降主动脉

spleen
脾

diaphragm
膈肌

a. 横断面 MR T2WI

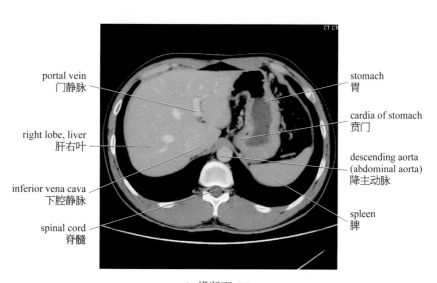

portal vein
门静脉

right lobe, liver
肝右叶

inferior vena cava
下腔静脉

spinal cord
脊髓

stomach
胃

cardia of stomach
贲门

descending aorta
(abdominal aorta)
降主动脉

spleen
脾

b. 横断面 CT

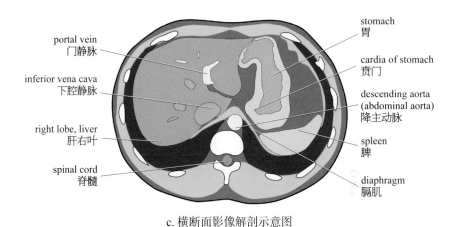

c. 横断面影像解剖示意图

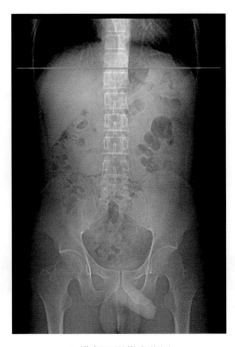

d. 横断面影像定位图

图 1-1-5 横断面-5

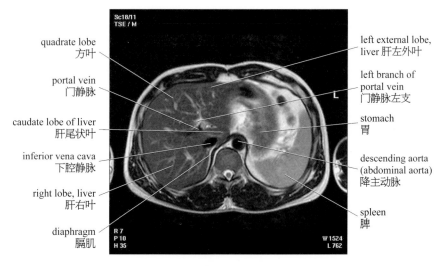

quadrate lobe
方叶

portal vein
门静脉

caudate lobe of liver
肝尾状叶

inferior vena cava
下腔静脉

right lobe, liver
肝右叶

diaphragm
膈肌

left external lobe,
liver 肝左外叶

left branch of
portal vein
门静脉左支

stomach
胃

descending aorta
(abdominal aorta)
降主动脉

spleen
脾

a. 横断面 MR T2WI

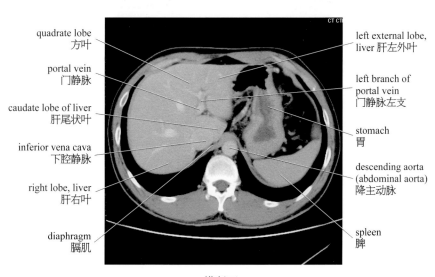

quadrate lobe
方叶

portal vein
门静脉

caudate lobe of liver
肝尾状叶

inferior vena cava
下腔静脉

right lobe, liver
肝右叶

diaphragm
膈肌

left external lobe,
liver 肝左外叶

left branch of
portal vein
门静脉左支

stomach
胃

descending aorta
(abdominal aorta)
降主动脉

spleen
脾

b. 横断面 CT

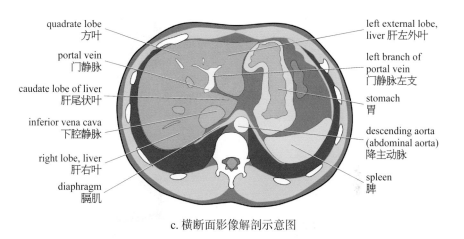

quadrate lobe 方叶	left external lobe, liver 肝左外叶
portal vein 门静脉	left branch of portal vein 门静脉左支
caudate lobe of liver 肝尾状叶	stomach 胃
inferior vena cava 下腔静脉	descending aorta (abdominal aorta) 降主动脉
right lobe, liver 肝右叶	spleen 脾
diaphragm 膈肌	

c. 横断面影像解剖示意图

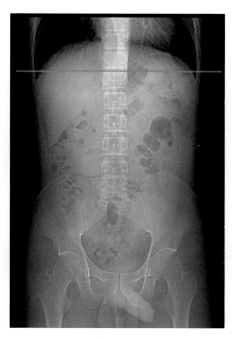

d. 横断面影像定位图

图 1-1-6　横断面-6

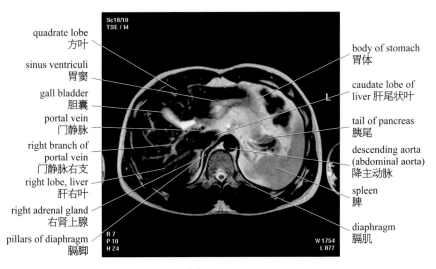

quadrate lobe 方叶
sinus ventriculi 胃窦
gall bladder 胆囊
portal vein 门静脉
right branch of portal vein 门静脉右支
right lobe, liver 肝右叶
right adrenal gland 右肾上腺
pillars of diaphragm 膈脚

body of stomach 胃体
caudate lobe of liver 肝尾状叶
tail of pancreas 胰尾
descending aorta (abdominal aorta) 降主动脉
spleen 脾
diaphragm 膈肌

a. 横断面 MR T2WI

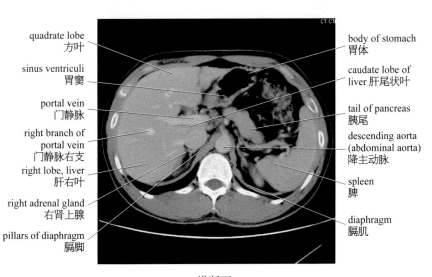

quadrate lobe 方叶
sinus ventriculi 胃窦
portal vein 门静脉
right branch of portal vein 门静脉右支
right lobe, liver 肝右叶
right adrenal gland 右肾上腺
pillars of diaphragm 膈脚

body of stomach 胃体
caudate lobe of liver 肝尾状叶
tail of pancreas 胰尾
descending aorta (abdominal aorta) 降主动脉
spleen 脾
diaphragm 膈肌

b. 横断面 CT

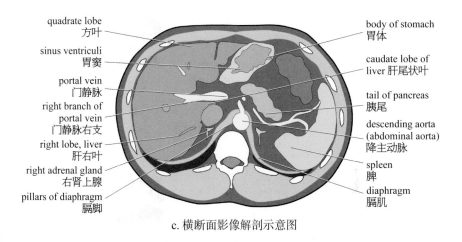

quadrate lobe
方叶

sinus ventriculi
胃窦

portal vein
门静脉

right branch of
portal vein
门静脉右支

right lobe, liver
肝右叶

right adrenal gland
右肾上腺

pillars of diaphragm
膈脚

body of stomach
胃体

caudate lobe of
liver 肝尾状叶

tail of pancreas
胰尾

descending aorta
(abdominal aorta)
降主动脉

spleen
脾

diaphragm
膈肌

c. 横断面影像解剖示意图

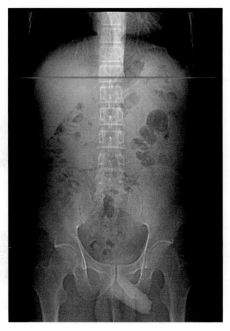

d. 横断面影像定位图

图 1-1-7　横断面-7

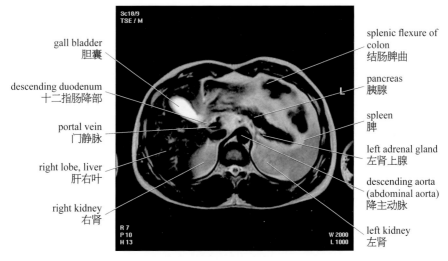

gall bladder
胆囊

descending duodenum
十二指肠降部

portal vein
门静脉

right lobe, liver
肝右叶

right kidney
右肾

splenic flexure of
colon
结肠脾曲

pancreas
胰腺

spleen
脾

left adrenal gland
左肾上腺

descending aorta
(abdominal aorta)
降主动脉

left kidney
左肾

a. 横断面 MR T2WI

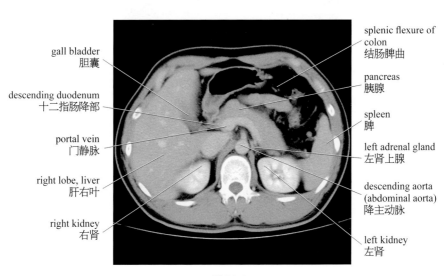

gall bladder
胆囊

descending duodenum
十二指肠降部

portal vein
门静脉

right lobe, liver
肝右叶

right kidney
右肾

splenic flexure of
colon
结肠脾曲

pancreas
胰腺

spleen
脾

left adrenal gland
左肾上腺

descending aorta
(abdominal aorta)
降主动脉

left kidney
左肾

b. 横断面 CT

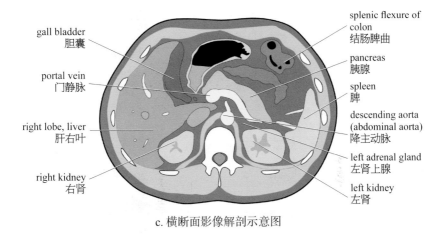

gall bladder
胆囊

portal vein
门静脉

right lobe, liver
肝右叶

right kidney
右肾

splenic flexure of
colon
结肠脾曲

pancreas
胰腺

spleen
脾

descending aorta
(abdominal aorta)
降主动脉

left adrenal gland
左肾上腺

left kidney
左肾

c. 横断面影像解剖示意图

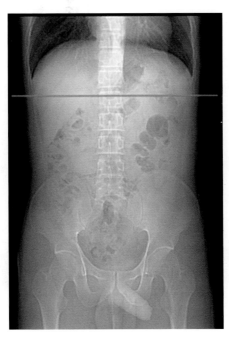

d. 横断面影像定位图

图 1-1-8 横断面-8

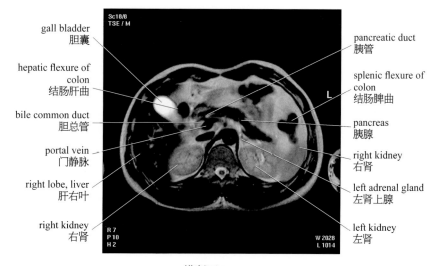

gall bladder
胆囊

hepatic flexure of
colon
结肠肝曲

bile common duct
胆总管

portal vein
门静脉

right lobe, liver
肝右叶

right kidney
右肾

pancreatic duct
胰管

splenic flexure of
colon
结肠脾曲

pancreas
胰腺

right kidney
右肾

left adrenal gland
左肾上腺

left kidney
左肾

a. 横断面 MR T2WI

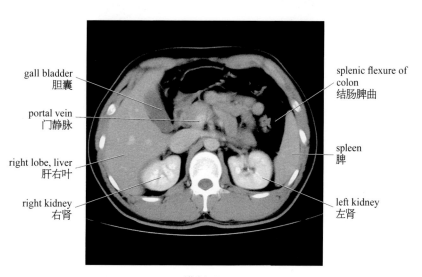

gall bladder
胆囊

portal vein
门静脉

right lobe, liver
肝右叶

right kidney
右肾

splenic flexure of
colon
结肠脾曲

spleen
脾

left kidney
左肾

b. 横断面 CT

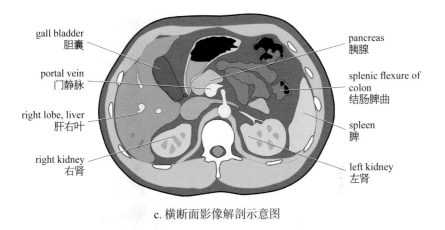

c. 横断面影像解剖示意图

gall bladder 胆囊
portal vein 门静脉
right lobe, liver 肝右叶
right kidney 右肾

pancreas 胰腺
splenic flexure of colon 结肠脾曲
spleen 脾
left kidney 左肾

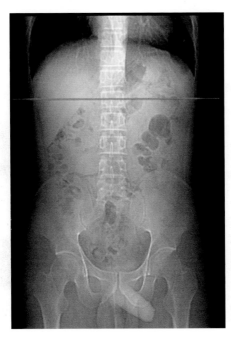

d. 横断面影像定位图

图 1-1-9 横断面-9

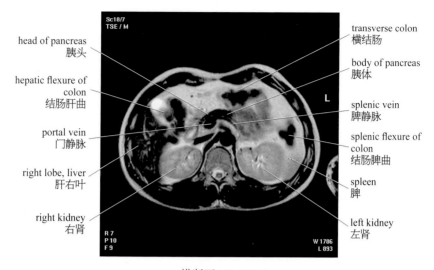

head of pancreas
胰头

hepatic flexure of colon
结肠肝曲

portal vein
门静脉

right lobe, liver
肝右叶

right kidney
右肾

transverse colon
横结肠

body of pancreas
胰体

splenic vein
脾静脉

splenic flexure of colon
结肠脾曲

spleen
脾

left kidney
左肾

a. 横断面 MR T2WI

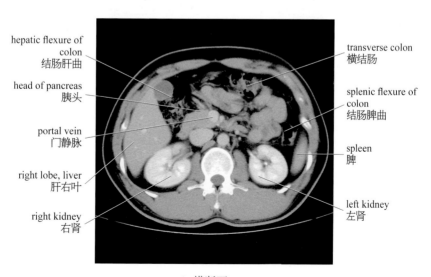

hepatic flexure of colon
结肠肝曲

head of pancreas
胰头

portal vein
门静脉

right lobe, liver
肝右叶

right kidney
右肾

transverse colon
横结肠

splenic flexure of colon
结肠脾曲

spleen
脾

left kidney
左肾

b. 横断面 CT

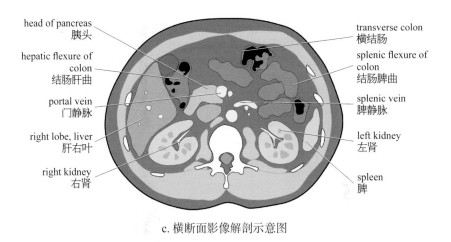

head of pancreas
胰头

hepatic flexure of colon
结肠肝曲

portal vein
门静脉

right lobe, liver
肝右叶

right kidney
右肾

transverse colon
横结肠

splenic flexure of colon
结肠脾曲

splenic vein
脾静脉

left kidney
左肾

spleen
脾

c. 横断面影像解剖示意图

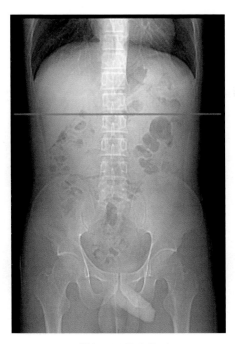

d. 横断面影像定位图

图 1-1-10　横断面-10

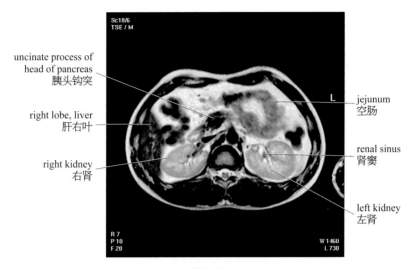

uncinate process of
head of pancreas
胰头钩突

right lobe, liver
肝右叶

right kidney
右肾

jejunum
空肠

renal sinus
肾窦

left kidney
左肾

a. 横断面 MR T2WI

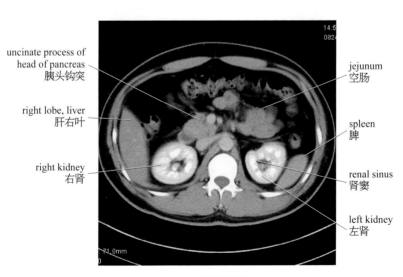

uncinate process of
head of pancreas
胰头钩突

right lobe, liver
肝右叶

right kidney
右肾

jejunum
空肠

spleen
脾

renal sinus
肾窦

left kidney
左肾

b. 横断面 CT

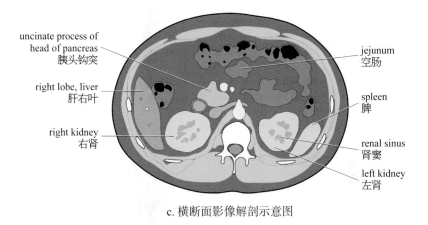

uncinate process of
head of pancreas
胰头钩突

right lobe, liver
肝右叶

right kidney
右肾

jejunum
空肠

spleen
脾

renal sinus
肾窦

left kidney
左肾

c. 横断面影像解剖示意图

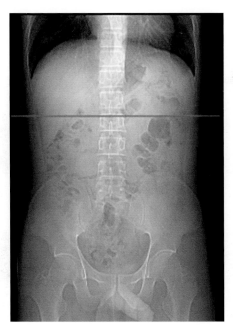

d. 横断面影像定位图

图 1-1-11　横断面-11

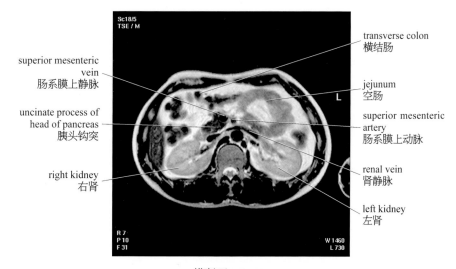

superior mesenteric vein
肠系膜上静脉

uncinate process of head of pancreas
胰头钩突

right kidney
右肾

transverse colon
横结肠

jejunum
空肠

superior mesenteric artery
肠系膜上动脉

renal vein
肾静脉

left kidney
左肾

a. 横断面 MR T2WI

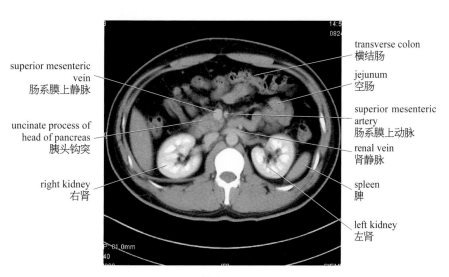

superior mesenteric vein
肠系膜上静脉

uncinate process of head of pancreas
胰头钩突

right kidney
右肾

transverse colon
横结肠

jejunum
空肠

superior mesenteric artery
肠系膜上动脉

renal vein
肾静脉

spleen
脾

left kidney
左肾

b. 横断面 CT

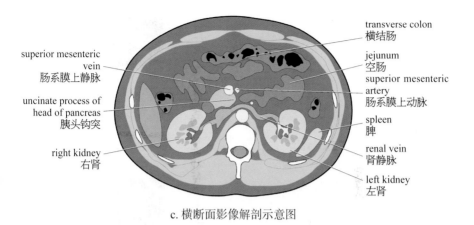

superior mesenteric vein
肠系膜上静脉

uncinate process of head of pancreas
胰头钩突

right kidney
右肾

transverse colon
横结肠

jejunum
空肠

superior mesenteric artery
肠系膜上动脉

spleen
脾

renal vein
肾静脉

left kidney
左肾

c. 横断面影像解剖示意图

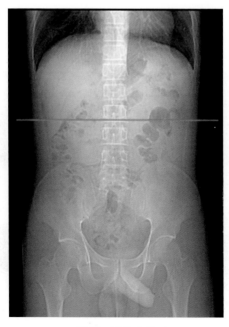

d. 横断面影像定位图

图 1-1-12 横断面-12

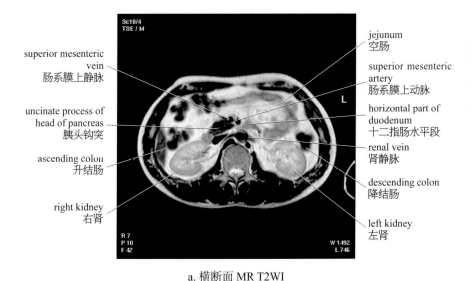

a. 横断面 MR T2WI

b. 横断面 CT

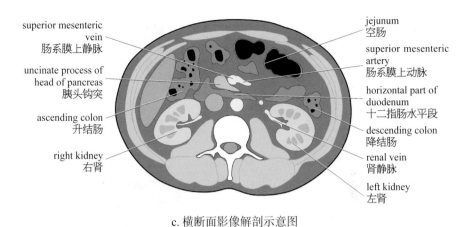

superior mesenteric vein
肠系膜上静脉

uncinate process of head of pancreas
胰头钩突

ascending colon
升结肠

right kidney
右肾

jejunum
空肠

superior mesenteric artery
肠系膜上动脉

horizontal part of duodenum
十二指肠水平段

descending colon
降结肠

renal vein
肾静脉

left kidney
左肾

c. 横断面影像解剖示意图

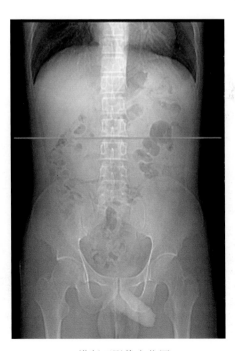

d. 横断面影像定位图

图 1-1-13　横断面-13

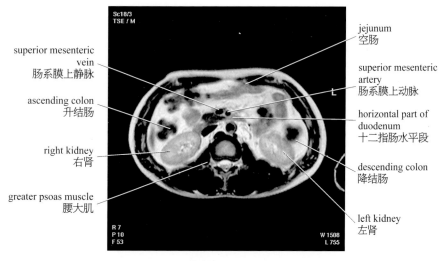

superior mesenteric vein
肠系膜上静脉

ascending colon
升结肠

right kidney
右肾

greater psoas muscle
腰大肌

jejunum
空肠

superior mesenteric artery
肠系膜上动脉

horizontal part of duodenum
十二指肠水平段

descending colon
降结肠

left kidney
左肾

a. 横断面 MR T2WI

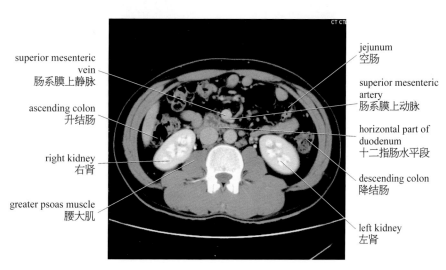

superior mesenteric vein
肠系膜上静脉

ascending colon
升结肠

right kidney
右肾

greater psoas muscle
腰大肌

jejunum
空肠

superior mesenteric artery
肠系膜上动脉

horizontal part of duodenum
十二指肠水平段

descending colon
降结肠

left kidney
左肾

b. 横断面 CT

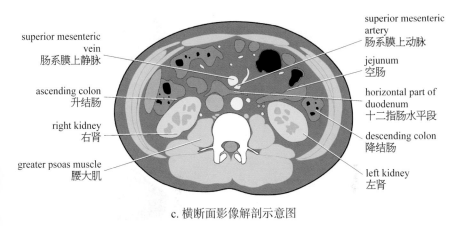

superior mesenteric vein
肠系膜上静脉

ascending colon
升结肠

right kidney
右肾

greater psoas muscle
腰大肌

superior mesenteric artery
肠系膜上动脉

jejunum
空肠

horizontal part of duodenum
十二指肠水平段

descending colon
降结肠

left kidney
左肾

c. 横断面影像解剖示意图

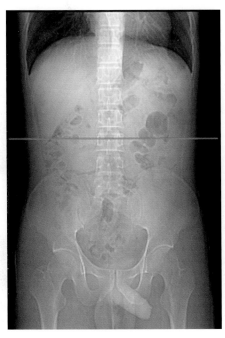

d. 横断面影像定位图

图 1-1-14　横断面-14

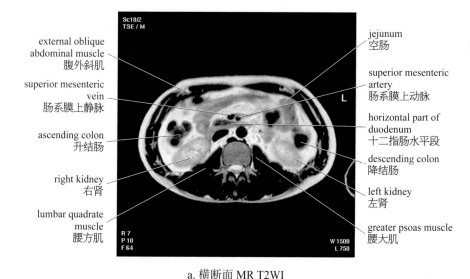

external oblique abdominal muscle 腹外斜肌

superior mesenteric vein 肠系膜上静脉

ascending colon 升结肠

right kidney 右肾

lumbar quadrate muscle 腰方肌

jejunum 空肠

superior mesenteric artery 肠系膜上动脉

horizontal part of duodenum 十二指肠水平段

descending colon 降结肠

left kidney 左肾

greater psoas muscle 腰大肌

a. 横断面 MR T2WI

external oblique abdominal muscle 腹外斜肌

superior mesenteric vein 肠系膜上静脉

ascending colon 升结肠

right kidney 右肾

lumbar quadrate muscle 腰方肌

jejunum 空肠

superior mesenteric artery 肠系膜上动脉

horizontal part of duodenum 十二指肠水平段

descending colon 降结肠

left kidney 左肾

greater psoas muscle 腰大肌

b. 横断面 CT

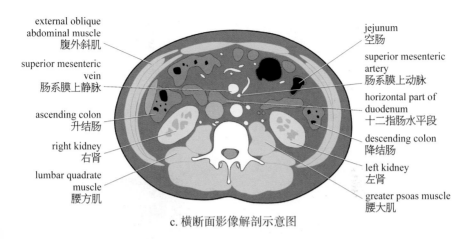

external oblique abdominal muscle
腹外斜肌

superior mesenteric vein
肠系膜上静脉

ascending colon
升结肠

right kidney
右肾

lumbar quadrate muscle
腰方肌

jejunum
空肠

superior mesenteric artery
肠系膜上动脉

horizontal part of duodenum
十二指肠水平段

descending colon
降结肠

left kidney
左肾

greater psoas muscle
腰大肌

c. 横断面影像解剖示意图

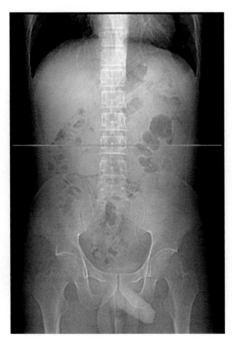

d. 横断面影像定位图

图 1-1-15 横断面-15

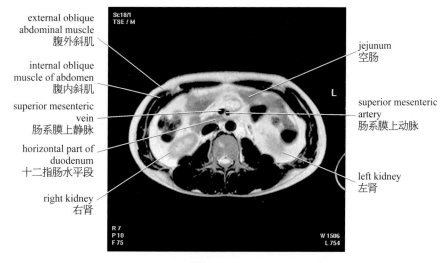

external oblique
abdominal muscle
腹外斜肌

internal oblique
muscle of abdomen
腹内斜肌

superior mesenteric
vein
肠系膜上静脉

horizontal part of
duodenum
十二指肠水平段

right kidney
右肾

jejunum
空肠

superior mesenteric
artery
肠系膜上动脉

left kidney
左肾

a. 横断面 MR T2WI

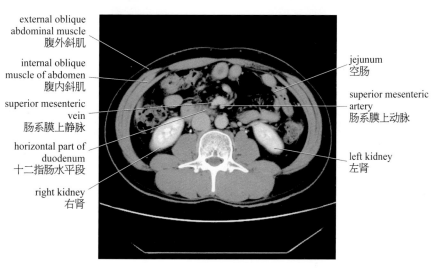

external oblique
abdominal muscle
腹外斜肌

internal oblique
muscle of abdomen
腹内斜肌

superior mesenteric
vein
肠系膜上静脉

horizontal part of
duodenum
十二指肠水平段

right kidney
右肾

jejunum
空肠

superior mesenteric
artery
肠系膜上动脉

left kidney
左肾

b. 横断面 CT

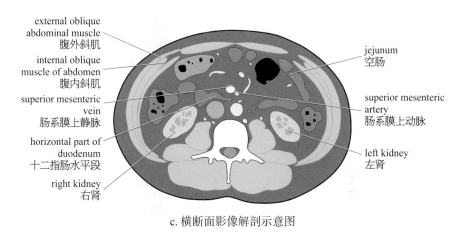

external oblique abdominal muscle
腹外斜肌

internal oblique muscle of abdomen
腹内斜肌

superior mesenteric vein
肠系膜上静脉

horizontal part of duodenum
十二指肠水平段

right kidney
右肾

jejunum
空肠

superior mesenteric artery
肠系膜上动脉

left kidney
左肾

c. 横断面影像解剖示意图

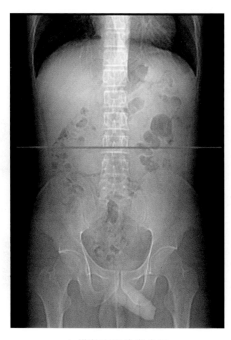

d. 横断面影像定位图

图 1-1-16 横断面-16

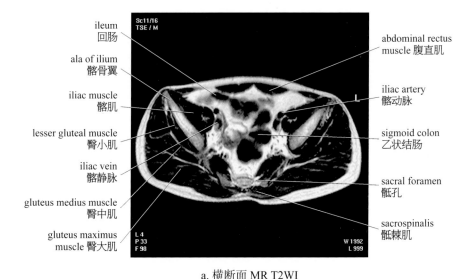

ileum 回肠
ala of ilium 髂骨翼
iliac muscle 髂肌
lesser gluteal muscle 臀小肌
iliac vein 髂静脉
gluteus medius muscle 臀中肌
gluteus maximus muscle 臀大肌

abdominal rectus muscle 腹直肌
iliac artery 髂动脉
sigmoid colon 乙状结肠
sacral foramen 骶孔
sacrospinalis 骶棘肌

a. 横断面 MR T2WI

ileum 回肠
ala of ilium 髂骨翼
iliac artery 髂动脉
lesser gluteal muscle 臀小肌
iliac vein 髂静脉
gluteus medius muscle 臀中肌
gluteus maximus muscle 臀大肌

abdominal rectus muscle 腹直肌
iliac muscle 髂肌
sigmoid colon 乙状结肠
sacrospinalis 骶棘肌

b. 横断面 CT

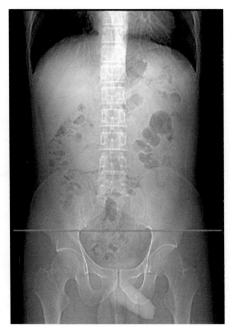

iliac artery 髂动脉
ala of ilium 髂骨翼
iliac vein 髂静脉
lesser gluteal muscle 臀小肌
gluteus medius muscle 臀中肌
gluteus maximus muscle 臀大肌

abdominal rectus muscle 腹直肌
ileum 回肠
iliac muscle 髂肌
sigmoid colon 乙状结肠
sacral foramen 骶孔
sacrospinalis 骶棘肌

c. 横断面影像解剖示意图

d. 横断面影像定位图

图 1-1-17 横断面-17

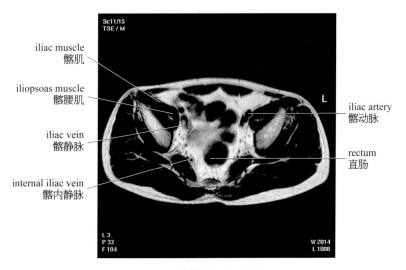

iliac muscle
髂肌

iliopsoas muscle
髂腰肌

iliac vein
髂静脉

internal iliac vein
髂内静脉

iliac artery
髂动脉

rectum
直肠

a. 横断面 MR T2WI

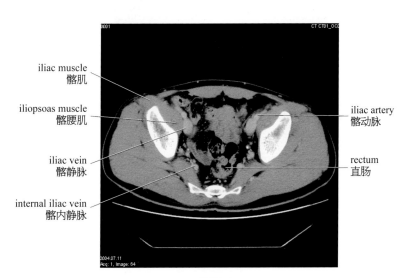

iliac muscle
髂肌

iliopsoas muscle
髂腰肌

iliac vein
髂静脉

internal iliac vein
髂内静脉

iliac artery
髂动脉

rectum
直肠

b. 横断面 CT

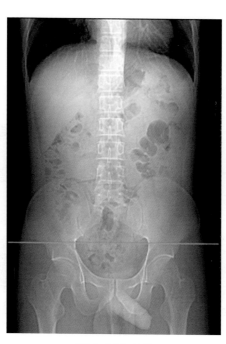

iliac muscle
髂肌

iliopsoas muscle
髂腰肌

iliac vein
髂静脉

internal iliac vein
髂内静脉

iliac artery
髂动脉

rectum
直肠

c. 横断面影像解剖示意图

d. 横断面影像定位图

图 1-1-18　横断面-18

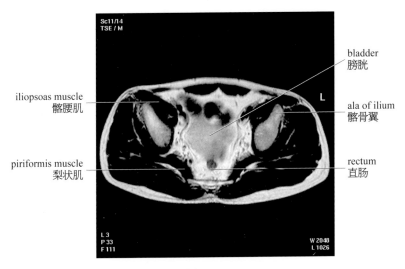

a. 横断面 MR T2WI

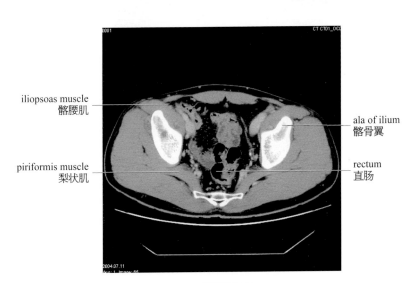

b. 横断面 CT

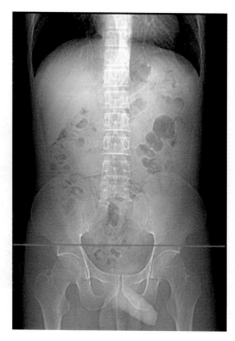

iliopsoas muscle
髂腰肌

ala of ilium
髂骨翼

piriformis muscle
梨状肌

rectum
直肠

c. 横断面影像解剖示意图

d. 横断面影像定位图

图 1-1-19　横断面-19

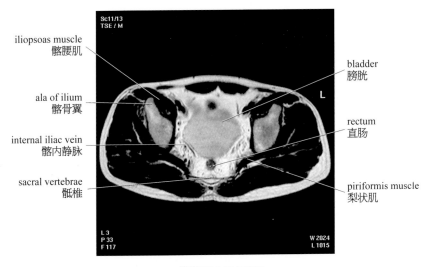

a. 横断面 MR T2WI

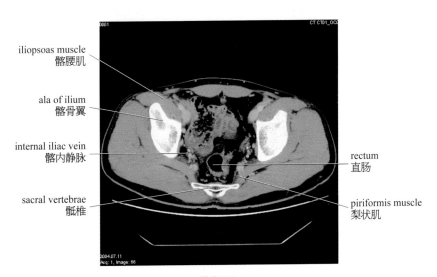

b. 横断面 CT

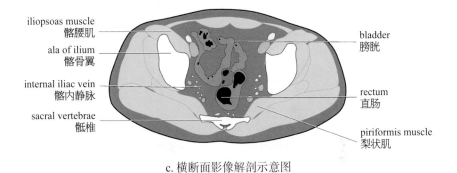

iliopsoas muscle
髂腰肌

ala of ilium
髂骨翼

internal iliac vein
髂内静脉

sacral vertebrae
骶椎

bladder
膀胱

rectum
直肠

piriformis muscle
梨状肌

c. 横断面影像解剖示意图

d. 横断面影像定位图

图 1-1-20 横断面-20

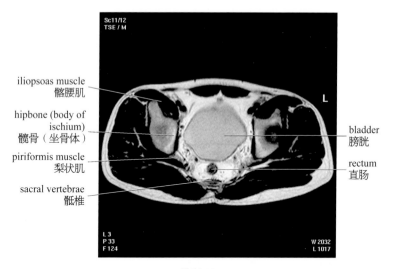

iliopsoas muscle
髂腰肌

hipbone (body of
ischium)
髋骨（坐骨体）

piriformis muscle
梨状肌

sacral vertebrae
骶椎

bladder
膀胱

rectum
直肠

a. 横断面 MR T2WI

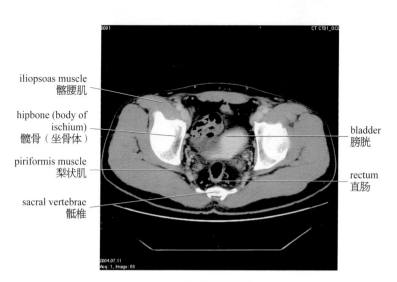

iliopsoas muscle
髂腰肌

hipbone (body of
ischium)
髋骨（坐骨体）

piriformis muscle
梨状肌

sacral vertebrae
骶椎

bladder
膀胱

rectum
直肠

b. 横断面 CT

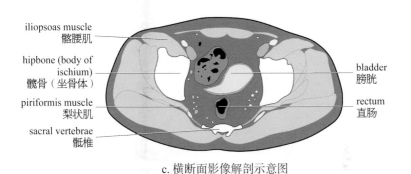

iliopsoas muscle
髂腰肌

hipbone (body of ischium)
髋骨（坐骨体）

piriformis muscle
梨状肌

sacral vertebrae
骶椎

bladder
膀胱

rectum
直肠

c. 横断面影像解剖示意图

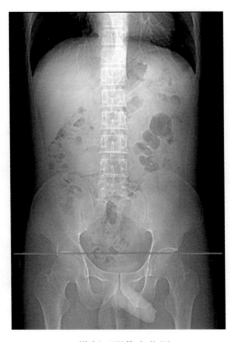

d. 横断面影像定位图

图 1-1-21　横断面-21

abdominal rectus muscle
腹直肌

iliopsoas muscle
髂腰肌

external iliac vein
髂外静脉

femoral head
股骨头

piriformis muscle
梨状肌

sacral vertebrae
骶椎

external iliac artery
髂外动脉

bladder
膀胱

hipbone (body of ischium)
髋骨（坐骨体）

rectum
直肠

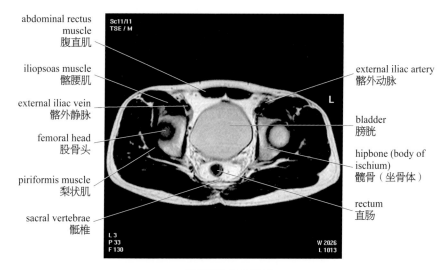

a. 横断面 MR T2WI

abdominal rectus muscle
腹直肌

iliopsoas muscle
髂腰肌

external iliac vein
髂外静脉

femoral head
股骨头

piriformis muscle
梨状肌

sacral vertebrae
骶椎

external iliac artery
髂外动脉

bladder
膀胱

hipbone (body of ischium)
髋骨（坐骨体）

rectum
直肠

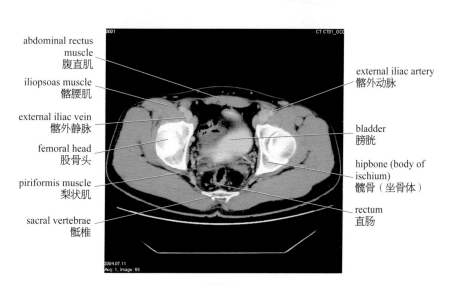

b. 横断面 CT

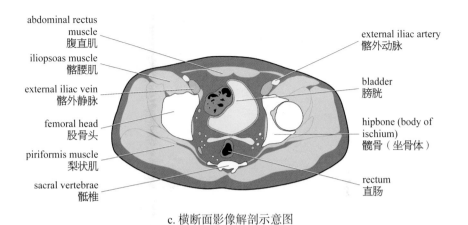

abdominal rectus muscle 腹直肌

iliopsoas muscle 髂腰肌

external iliac vein 髂外静脉

femoral head 股骨头

piriformis muscle 梨状肌

sacral vertebrae 骶椎

external iliac artery 髂外动脉

bladder 膀胱

hipbone (body of ischium) 髋骨（坐骨体）

rectum 直肠

c. 横断面影像解剖示意图

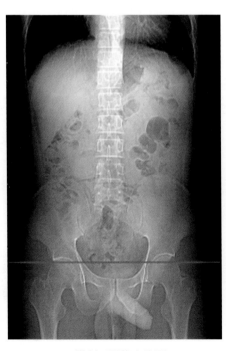

d. 横断面影像定位图

图 1-1-22 横断面-22

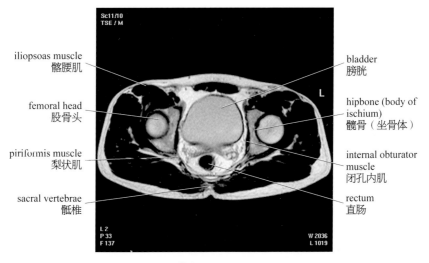

iliopsoas muscle
髂腰肌

femoral head
股骨头

piriformis muscle
梨状肌

sacral vertebrae
骶椎

bladder
膀胱

hipbone (body of ischium)
髋骨（坐骨体）

internal obturator muscle
闭孔内肌

rectum
直肠

a. 横断面 MR T2WI

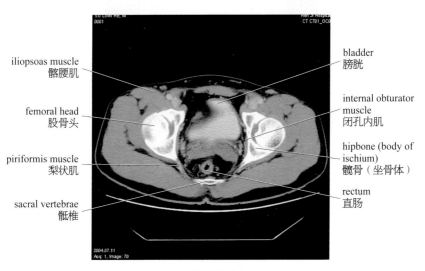

iliopsoas muscle
髂腰肌

femoral head
股骨头

piriformis muscle
梨状肌

sacral vertebrae
骶椎

bladder
膀胱

internal obturator muscle
闭孔内肌

hipbone (body of ischium)
髋骨（坐骨体）

rectum
直肠

b. 横断面 CT

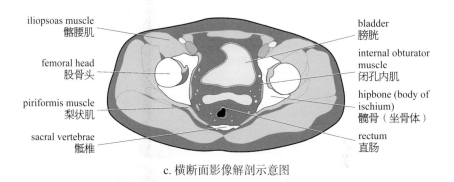

iliopsoas muscle
髂腰肌

femoral head
股骨头

piriformis muscle
梨状肌

sacral vertebrae
骶椎

bladder
膀胱

internal obturator muscle
闭孔内肌

hipbone (body of ischium)
髋骨（坐骨体）

rectum
直肠

c. 横断面影像解剖示意图

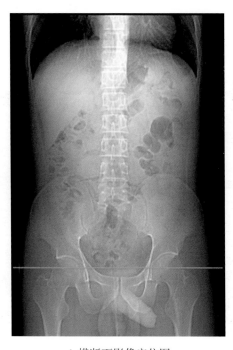

d. 横断面影像定位图

图 1-1-23　横断面-23

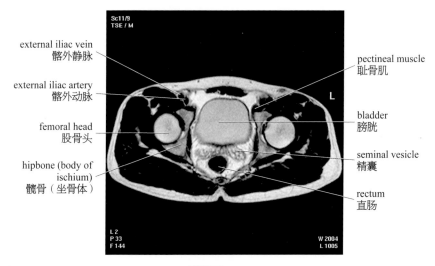

external iliac vein
髂外静脉

external iliac artery
髂外动脉

femoral head
股骨头

hipbone (body of
ischium)
髋骨（坐骨体）

pectineal muscle
耻骨肌

bladder
膀胱

seminal vesicle
精囊

rectum
直肠

a. 横断面 MR T2WI

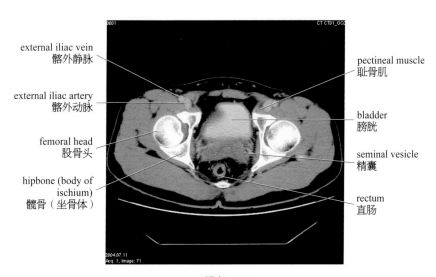

external iliac vein
髂外静脉

external iliac artery
髂外动脉

femoral head
股骨头

hipbone (body of
ischium)
髋骨（坐骨体）

pectineal muscle
耻骨肌

bladder
膀胱

seminal vesicle
精囊

rectum
直肠

b. 横断面 CT

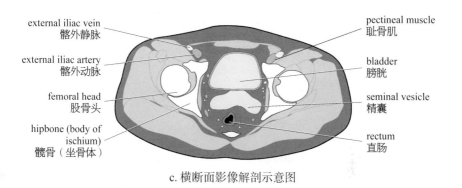

external iliac vein
髂外静脉

external iliac artery
髂外动脉

femoral head
股骨头

hipbone (body of ischium)
髋骨（坐骨体）

pectineal muscle
耻骨肌

bladder
膀胱

seminal vesicle
精囊

rectum
直肠

c. 横断面影像解剖示意图

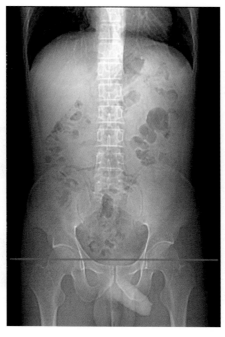

d. 横断面影像定位图

图 1-1-24　横断面-24

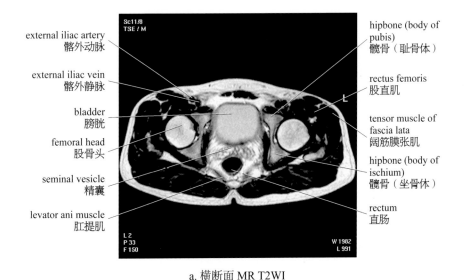

external iliac artery
髂外动脉

external iliac vein
髂外静脉

bladder
膀胱

femoral head
股骨头

seminal vesicle
精囊

levator ani muscle
肛提肌

hipbone (body of pubis)
髋骨（耻骨体）

rectus femoris
股直肌

tensor muscle of fascia lata
阔筋膜张肌

hipbone (body of ischium)
髋骨（坐骨体）

rectum
直肠

a. 横断面 MR T2WI

external iliac artery
髂外动脉

external iliac vein
髂外静脉

bladder
膀胱

femoral head
股骨头

seminal vesicle
精囊

hipbone (body of pubis)
髋骨（耻骨体）

rectus femoris
股直肌

tensor muscle of fascia lata
阔筋膜张肌

hipbone (body of ischium)
髋骨（坐骨体）

rectum
直肠

levator ani muscle
肛提肌

b. 横断面 CT

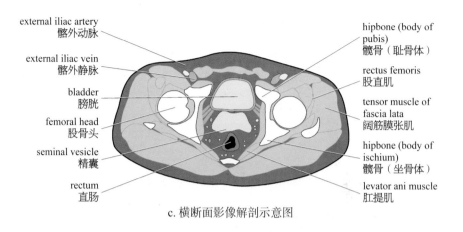

external iliac artery
髂外动脉

external iliac vein
髂外静脉

bladder
膀胱

femoral head
股骨头

seminal vesicle
精囊

rectum
直肠

hipbone (body of pubis)
髋骨（耻骨体）

rectus femoris
股直肌

tensor muscle of fascia lata
阔筋膜张肌

hipbone (body of ischium)
髋骨（坐骨体）

levator ani muscle
肛提肌

c. 横断面影像解剖示意图

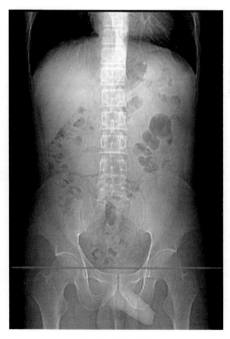

d. 横断面影像定位图

图 1-1-25 横断面-25

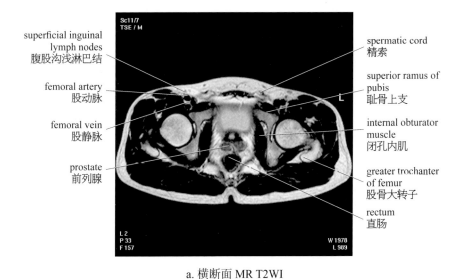

superficial inguinal lymph nodes 腹股沟浅淋巴结

femoral artery 股动脉

femoral vein 股静脉

prostate 前列腺

spermatic cord 精索

superior ramus of pubis 耻骨上支

internal obturator muscle 闭孔内肌

greater trochanter of femur 股骨大转子

rectum 直肠

a. 横断面 MR T2WI

superficial inguinal lymph nodes 腹股沟浅淋巴结

femoral artery 股动脉

femoral vein 股静脉

prostate 前列腺

spermatic cord 精索

superior ramus of pubis 耻骨上支

internal obturator muscle 闭孔内肌

greater trochanter of femur 股骨大转子

rectum 直肠

b. 横断面 CT

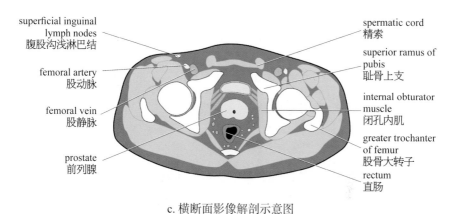

superficial inguinal
lymph nodes
腹股沟浅淋巴结

spermatic cord
精索

superior ramus of
pubis
耻骨上支

femoral artery
股动脉

internal obturator
muscle
闭孔内肌

femoral vein
股静脉

greater trochanter
of femur
股骨大转子

prostate
前列腺

rectum
直肠

c. 横断面影像解剖示意图

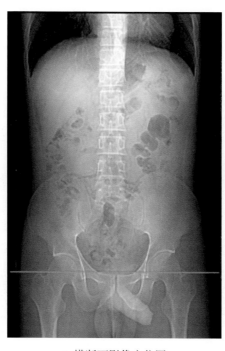

d. 横断面影像定位图

图 1-1-26 横断面-26

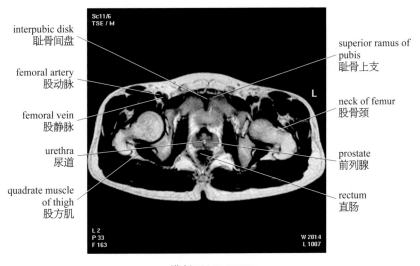

interpubic disk
耻骨间盘

femoral artery
股动脉

femoral vein
股静脉

urethra
尿道

quadrate muscle
of thigh
股方肌

superior ramus of
pubis
耻骨上支

neck of femur
股骨颈

prostate
前列腺

rectum
直肠

a. 横断面 MR T2WI

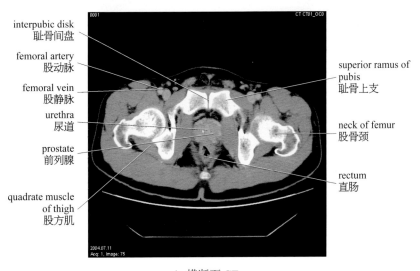

interpubic disk
耻骨间盘

femoral artery
股动脉

femoral vein
股静脉

urethra
尿道

prostate
前列腺

quadrate muscle
of thigh
股方肌

superior ramus of
pubis
耻骨上支

neck of femur
股骨颈

rectum
直肠

b. 横断面 CT

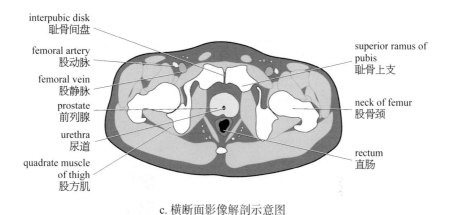

interpubic disk
耻骨间盘

femoral artery
股动脉

femoral vein
股静脉

prostate
前列腺

urethra
尿道

quadrate muscle
of thigh
股方肌

superior ramus of
pubis
耻骨上支

neck of femur
股骨颈

rectum
直肠

c. 横断面影像解剖示意图

d. 横断面影像定位图

图 1-1-27　横断面-27

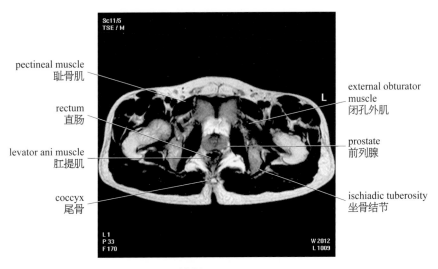

pectineal muscle
耻骨肌

rectum
直肠

levator ani muscle
肛提肌

coccyx
尾骨

external obturator
muscle
闭孔外肌

prostate
前列腺

ischiadic tuberosity
坐骨结节

a. 横断面 MR T2WI

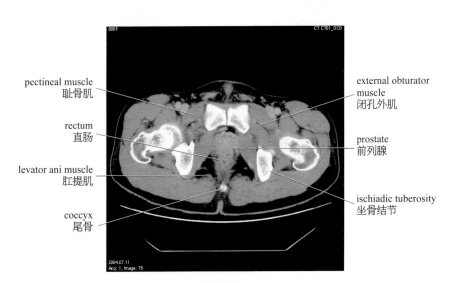

pectineal muscle
耻骨肌

rectum
直肠

levator ani muscle
肛提肌

coccyx
尾骨

external obturator
muscle
闭孔外肌

prostate
前列腺

ischiadic tuberosity
坐骨结节

b. 横断面 CT

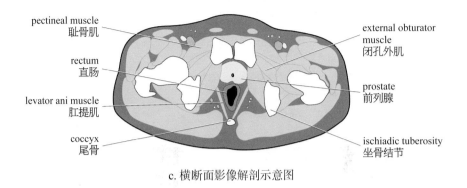

pectineal muscle
耻骨肌

rectum
直肠

levator ani muscle
肛提肌

coccyx
尾骨

external obturator muscle
闭孔外肌

prostate
前列腺

ischiadic tuberosity
坐骨结节

c. 横断面影像解剖示意图

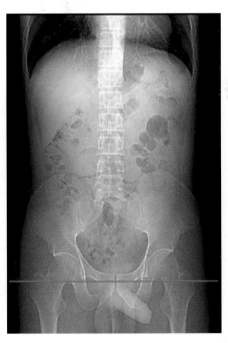

d. 横断面影像定位图

图 1-1-28　横断面-28

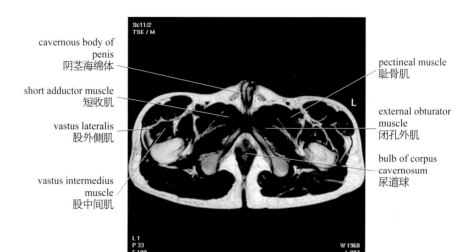

cavernous body of penis 阴茎海绵体

short adductor muscle 短收肌

vastus lateralis 股外侧肌

vastus intermedius muscle 股中间肌

pectineal muscle 耻骨肌

external obturator muscle 闭孔外肌

bulb of corpus cavernosum 尿道球

a. 横断面 MR T2WI

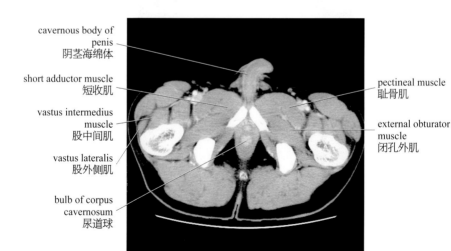

cavernous body of penis 阴茎海绵体

short adductor muscle 短收肌

vastus intermedius muscle 股中间肌

vastus lateralis 股外侧肌

bulb of corpus cavernosum 尿道球

pectineal muscle 耻骨肌

external obturator muscle 闭孔外肌

b. 横断面 CT

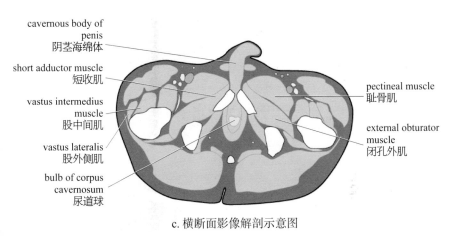

cavernous body of penis
阴茎海绵体

short adductor muscle
短收肌

vastus intermedius muscle
股中间肌

vastus lateralis
股外侧肌

bulb of corpus cavernosum
尿道球

pectineal muscle
耻骨肌

external obturator muscle
闭孔外肌

c. 横断面影像解剖示意图

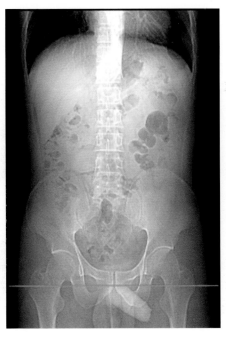

d. 横断面影像定位图

图 1-1-29 横断面-29

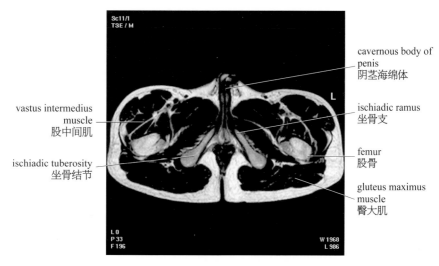

cavernous body of penis
阴茎海绵体

vastus intermedius muscle
股中间肌

ischiadic ramus
坐骨支

femur
股骨

ischiadic tuberosity
坐骨结节

gluteus maximus muscle
臀大肌

a. 横断面 MR T2WI

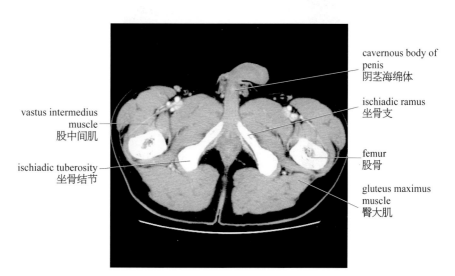

cavernous body of penis
阴茎海绵体

vastus intermedius muscle
股中间肌

ischiadic ramus
坐骨支

femur
股骨

ischiadic tuberosity
坐骨结节

gluteus maximus muscle
臀大肌

b. 横断面 CT

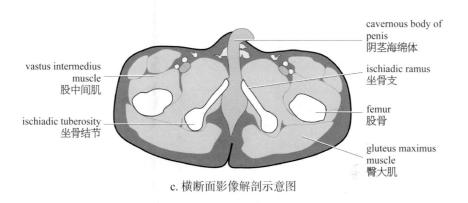

cavernous body of penis
阴茎海绵体

vastus intermedius muscle
股中间肌

ischiadic ramus
坐骨支

femur
股骨

ischiadic tuberosity
坐骨结节

gluteus maximus muscle
臀大肌

c. 横断面影像解剖示意图

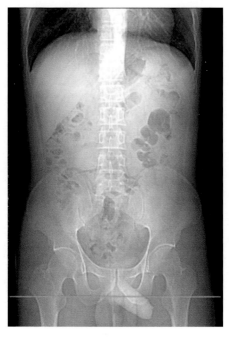

d. 横断面影像定位图

图 1-1-30 横断面-30

二　冠状面

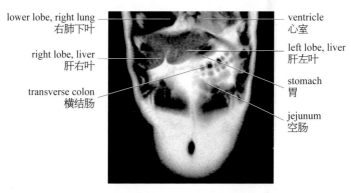

lower lobe, right lung
右肺下叶

right lobe, liver
肝右叶

transverse colon
横结肠

ventricle
心室

left lobe, liver
肝左叶

stomach
胃

jejunum
空肠

a. 冠状面 MR T2WI

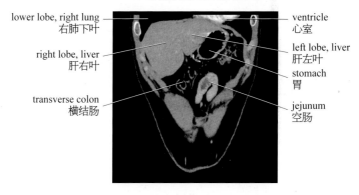

lower lobe, right lung
右肺下叶

right lobe, liver
肝右叶

transverse colon
横结肠

ventricle
心室

left lobe, liver
肝左叶

stomach
胃

jejunum
空肠

b. 冠状面 CT

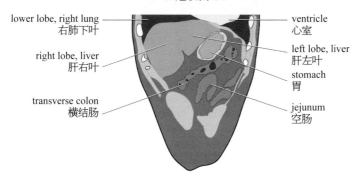

lower lobe, right lung
右肺下叶

right lobe, liver
肝右叶

transverse colon
横结肠

ventricle
心室

left lobe, liver
肝左叶

stomach
胃

jejunum
空肠

c. 冠状面影像解剖示意图

图 1-2-1　冠状面-1

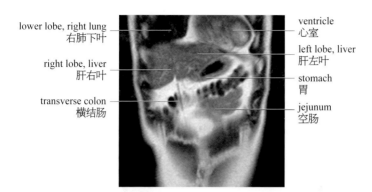

lower lobe, right lung
右肺下叶

right lobe, liver
肝右叶

transverse colon
横结肠

ventricle
心室

left lobe, liver
肝左叶

stomach
胃

jejunum
空肠

a. 冠状面 MR T2WI

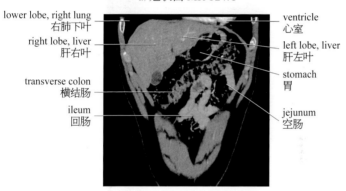

lower lobe, right lung
右肺下叶

right lobe, liver
肝右叶

transverse colon
横结肠

ileum
回肠

ventricle
心室

left lobe, liver
肝左叶

stomach
胃

jejunum
空肠

b. 冠状面 CT

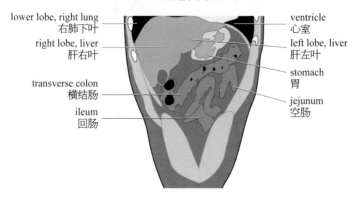

lower lobe, right lung
右肺下叶

right lobe, liver
肝右叶

transverse colon
横结肠

ileum
回肠

ventricle
心室

left lobe, liver
肝左叶

stomach
胃

jejunum
空肠

c. 冠状面影像解剖示意图

图 1-2-2 冠状面-2

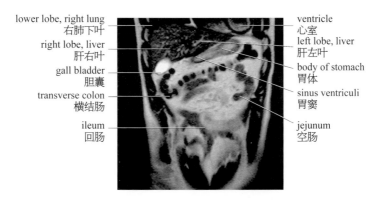

lower lobe, right lung
右肺下叶

right lobe, liver
肝右叶

gall bladder
胆囊

transverse colon
横结肠

ileum
回肠

ventricle
心室

left lobe, liver
肝左叶

body of stomach
胃体

sinus ventriculi
胃窦

jejunum
空肠

a. 冠状面 MR T2WI

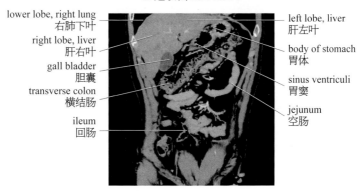

lower lobe, right lung
右肺下叶

right lobe, liver
肝右叶

gall bladder
胆囊

transverse colon
横结肠

ileum
回肠

left lobe, liver
肝左叶

body of stomach
胃体

sinus ventriculi
胃窦

jejunum
空肠

b. 冠状面 CT

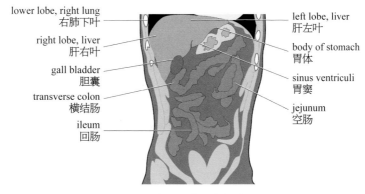

lower lobe, right lung
右肺下叶

right lobe, liver
肝右叶

gall bladder
胆囊

transverse colon
横结肠

ileum
回肠

left lobe, liver
肝左叶

body of stomach
胃体

sinus ventriculi
胃窦

jejunum
空肠

c. 冠状面影像解剖示意图

图 1-2-3　冠状面-3

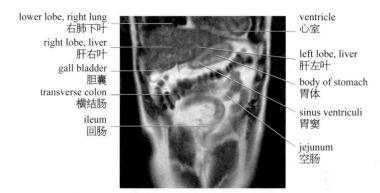

lower lobe, right lung
右肺下叶

right lobe, liver
肝右叶

gall bladder
胆囊

transverse colon
横结肠

ileum
回肠

ventricle
心室

left lobe, liver
肝左叶

body of stomach
胃体

sinus ventriculi
胃窦

jejunum
空肠

a. 冠状面 MR T2WI

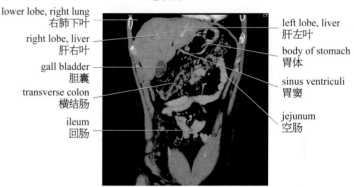

lower lobe, right lung
右肺下叶

right lobe, liver
肝右叶

gall bladder
胆囊

transverse colon
横结肠

ileum
回肠

left lobe, liver
肝左叶

body of stomach
胃体

sinus ventriculi
胃窦

jejunum
空肠

b. 冠状面 CT

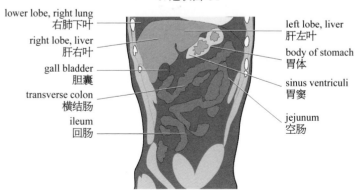

lower lobe, right lung
右肺下叶

right lobe, liver
肝右叶

gall bladder
胆囊

transverse colon
横结肠

ileum
回肠

left lobe, liver
肝左叶

body of stomach
胃体

sinus ventriculi
胃窦

jejunum
空肠

c. 冠状面影像解剖示意图

图 1-2-4 冠状面-4

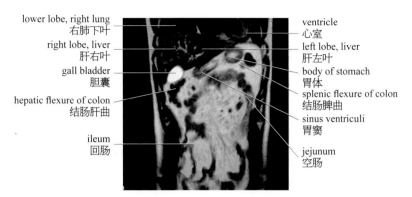

lower lobe, right lung 右肺下叶
right lobe, liver 肝右叶
gall bladder 胆囊
hepatic flexure of colon 结肠肝曲
ileum 回肠

ventricle 心室
left lobe, liver 肝左叶
body of stomach 胃体
splenic flexure of colon 结肠脾曲
sinus ventriculi 胃窦
jejunum 空肠

a. 冠状面 MR T2WI

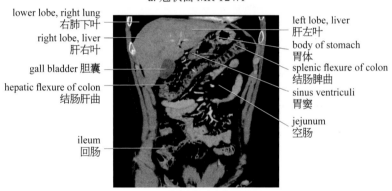

lower lobe, right lung 右肺下叶
right lobe, liver 肝右叶
gall bladder 胆囊
hepatic flexure of colon 结肠肝曲
ileum 回肠

left lobe, liver 肝左叶
body of stomach 胃体
splenic flexure of colon 结肠脾曲
sinus ventriculi 胃窦
jejunum 空肠

b. 冠状面 CT

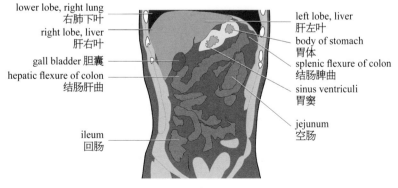

lower lobe, right lung 右肺下叶
right lobe, liver 肝右叶
gall bladder 胆囊
hepatic flexure of colon 结肠肝曲
ileum 回肠

left lobe, liver 肝左叶
body of stomach 胃体
splenic flexure of colon 结肠脾曲
sinus ventriculi 胃窦
jejunum 空肠

c. 冠状面影像解剖示意图

图 1-2-5　冠状面-5

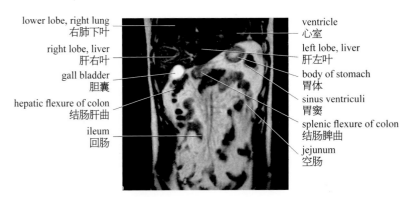

lower lobe, right lung
右肺下叶

right lobe, liver
肝右叶

gall bladder
胆囊

hepatic flexure of colon
结肠肝曲

ileum
回肠

ventricle
心室

left lobe, liver
肝左叶

body of stomach
胃体

sinus ventriculi
胃窦

splenic flexure of colon
结肠脾曲

jejunum
空肠

a. 冠状面 MR T2WI

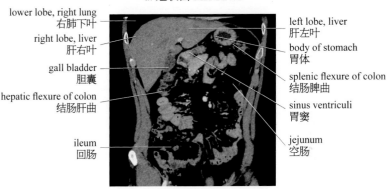

lower lobe, right lung
右肺下叶

right lobe, liver
肝右叶

gall bladder
胆囊

hepatic flexure of colon
结肠肝曲

ileum
回肠

left lobe, liver
肝左叶

body of stomach
胃体

splenic flexure of colon
结肠脾曲

sinus ventriculi
胃窦

jejunum
空肠

b. 冠状面 CT

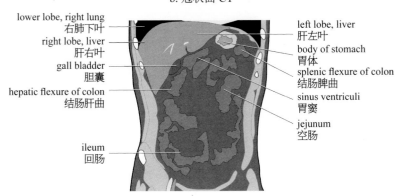

lower lobe, right lung
右肺下叶

right lobe, liver
肝右叶

gall bladder
胆囊

hepatic flexure of colon
结肠肝曲

ileum
回肠

left lobe, liver
肝左叶

body of stomach
胃体

splenic flexure of colon
结肠脾曲

sinus ventriculi
胃窦

jejunum
空肠

c. 冠状面影像解剖示意图

图 1-2-6 冠状面-6

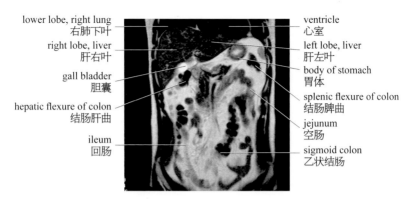

lower lobe, right lung
右肺下叶

right lobe, liver
肝右叶

gall bladder
胆囊

hepatic flexure of colon
结肠肝曲

ileum
回肠

ventricle
心室

left lobe, liver
肝左叶

body of stomach
胃体

splenic flexure of colon
结肠脾曲

jejunum
空肠

sigmoid colon
乙状结肠

a. 冠状面 MR T2WI

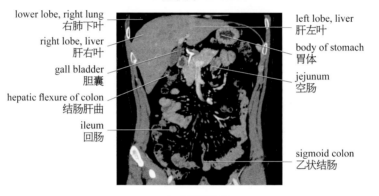

lower lobe, right lung
右肺下叶

right lobe, liver
肝右叶

gall bladder
胆囊

hepatic flexure of colon
结肠肝曲

ileum
回肠

left lobe, liver
肝左叶

body of stomach
胃体

jejunum
空肠

sigmoid colon
乙状结肠

b. 冠状面 CT

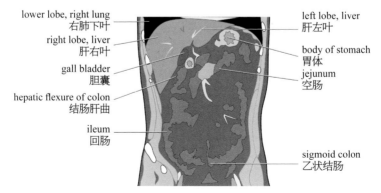

lower lobe, right lung
右肺下叶

right lobe, liver
肝右叶

gall bladder
胆囊

hepatic flexure of colon
结肠肝曲

ileum
回肠

left lobe, liver
肝左叶

body of stomach
胃体

jejunum
空肠

sigmoid colon
乙状结肠

c. 冠状面影像解剖示意图

图 1-2-7　冠状面-7

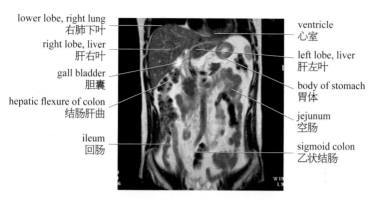

lower lobe, right lung
右肺下叶

right lobe, liver
肝右叶

gall bladder
胆囊

hepatic flexure of colon
结肠肝曲

ileum
回肠

ventricle
心室

left lobe, liver
肝左叶

body of stomach
胃体

jejunum
空肠

sigmoid colon
乙状结肠

a. 冠状面 MR T2WI

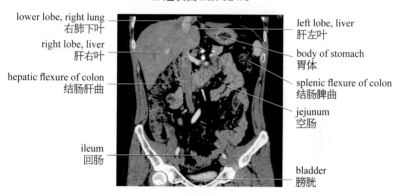

lower lobe, right lung
右肺下叶

right lobe, liver
肝右叶

hepatic flexure of colon
结肠肝曲

ileum
回肠

left lobe, liver
肝左叶

body of stomach
胃体

splenic flexure of colon
结肠脾曲

jejunum
空肠

bladder
膀胱

b. 冠状面 CT

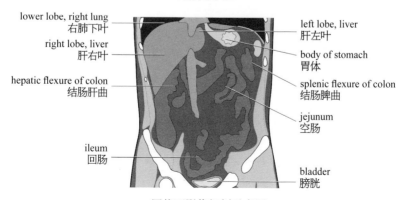

lower lobe, right lung
右肺下叶

right lobe, liver
肝右叶

hepatic flexure of colon
结肠肝曲

ileum
回肠

left lobe, liver
肝左叶

body of stomach
胃体

splenic flexure of colon
结肠脾曲

jejunum
空肠

bladder
膀胱

c. 冠状面影像解剖示意图

图 1-2-8 冠状面-8

lower lobe, right lung
右肺下叶

right lobe, liver
肝右叶

bile common duct
胆总管

descending aorta
(abdominal aorta) 降主动脉

ascending colon
升结肠

common iliac artery
髂总动脉

left lobe, liver
肝左叶

body of stomach
胃体

portal vein
门静脉

descending colon
降结肠

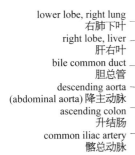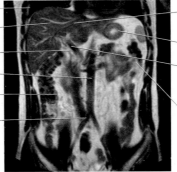

a. 冠状面 MR T2WI

lower lobe, right lung
右肺下叶

left lobe, liver
肝左叶

right lobe, liver
肝右叶

descending aorta
(abdominal aorta) 降主动脉

ascending colon
升结肠

body of stomach
胃体

portal vein
门静脉

descending colon
降结肠

common iliac artery
髂总动脉

bladder
膀胱

b. 冠状面 CT

lower lobe, right lung
右肺下叶

left lobe, liver
肝左叶

right lobe, liver
肝右叶

descending aorta
(abdominal aorta) 降主动脉

ascending colon
升结肠

body of stomach
胃体

portal vein
门静脉

descending colon
降结肠

common iliac artery
髂总动脉

bladder
膀胱

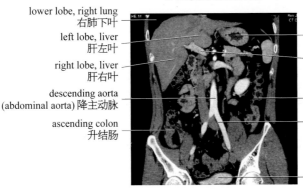

c. 冠状面影像解剖示意图

图 1-2-9　冠状面 -9

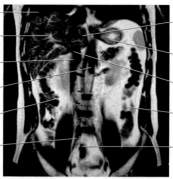

lower lobe, right lung 右肺下叶
right lobe, liver 肝右叶
inferior vena cava 下腔静脉
descending aorta (abdominal aorta) 降主动脉
ascending colon 升结肠
common iliac artery 髂总动脉

left lobe, liver 肝左叶
body of stomach 胃体
portal vein 门静脉
descending colon 降结肠
rectum 直肠

a. 冠状面 MR T2WI

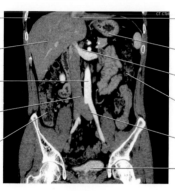

lower lobe, right lung 右肺下叶
right lobe, liver 肝右叶
descending aorta (abdominal aorta) 降主动脉
inferior vena cava 下腔静脉
ascending colon 升结肠

left lobe, liver 肝左叶
body of stomach 胃体
portal vein 门静脉
descending colon 降结肠
common iliac artery 髂总动脉
bladder 膀胱

b. 冠状面 CT

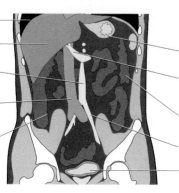

lower lobe, right lung 右肺下叶
right lobe, liver 肝右叶
descending aorta (abdominal aorta) 降主动脉
inferior vena cava 下腔静脉
ascending colon 升结肠

left lobe, liver 肝左叶
body of stomach 胃体
portal vein 门静脉
descending colon 降结肠
common iliac artery 髂总动脉
bladder 膀胱

c. 冠状面影像解剖示意图

图 1-2-10 冠状面-10

lower lobe, right lung
右肺下叶

right lobe, liver
肝右叶

descending aorta
(abdominal aorta) 降主动脉

ascending colon
升结肠

greater psoas muscle
腰大肌

body of stomach
胃体

inferior vena cava
下腔静脉

descending colon
降结肠

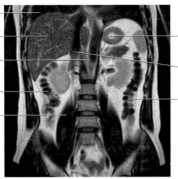

a. 冠状面 MR T2WI

lower lobe, right lung
右肺下叶

right lobe, liver
肝右叶

descending aorta
(abdominal aorta) 降主动脉

ascending colon
升结肠

greater psoas muscle
腰大肌

body of stomach
胃体

descending colon
降结肠

inferior vena cava
下腔静脉

bladder
膀胱

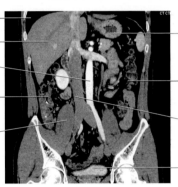

b. 冠状面 CT

lower lobe, right lung
右肺下叶

right lobe, liver
肝右叶

descending aorta
(abdominal aorta) 降主动脉

ascending colon
升结肠

greater psoas muscle
腰大肌

body of stomach
胃体

descending colon
降结肠

inferior vena cava
下腔静脉

bladder
膀胱

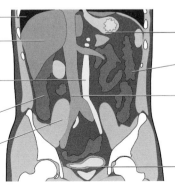

c. 冠状面影像解剖示意图

图 1-2-11　冠状面-11

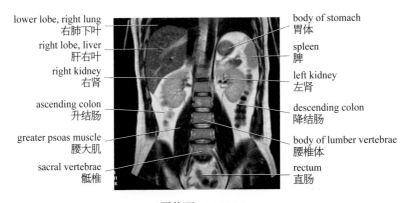

lower lobe, right lung
右肺下叶

right lobe, liver
肝右叶

right kidney
右肾

ascending colon
升结肠

greater psoas muscle
腰大肌

sacral vertebrae
骶椎

body of stomach
胃体

spleen
脾

left kidney
左肾

descending colon
降结肠

body of lumber vertebrae
腰椎体

rectum
直肠

a. 冠状面 MR T2WI

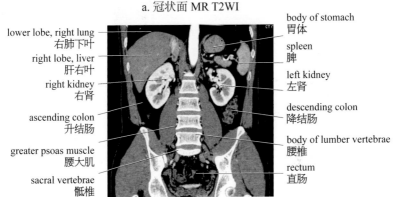

lower lobe, right lung
右肺下叶

right lobe, liver
肝右叶

right kidney
右肾

ascending colon
升结肠

greater psoas muscle
腰大肌

sacral vertebrae
骶椎

body of stomach
胃体

spleen
脾

left kidney
左肾

descending colon
降结肠

body of lumber vertebrae
腰椎

rectum
直肠

b. 冠状面 CT

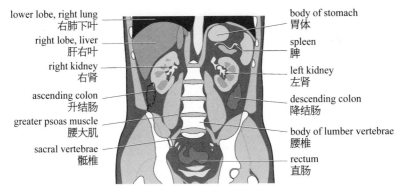

lower lobe, right lung
右肺下叶

right lobe, liver
肝右叶

right kidney
右肾

ascending colon
升结肠

greater psoas muscle
腰大肌

sacral vertebrae
骶椎

body of stomach
胃体

spleen
脾

left kidney
左肾

descending colon
降结肠

body of lumber vertebrae
腰椎

rectum
直肠

c. 冠状面影像解剖示意图

图 1-2-12 冠状面-12

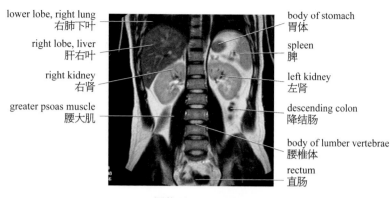

lower lobe, right lung
右肺下叶

right lobe, liver
肝右叶

right kidney
右肾

greater psoas muscle
腰大肌

body of stomach
胃体

spleen
脾

left kidney
左肾

descending colon
降结肠

body of lumber vertebrae
腰椎体

rectum
直肠

a. 冠状面 MR T2WI

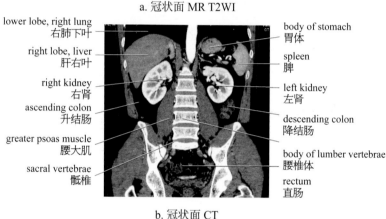

lower lobe, right lung
右肺下叶

right lobe, liver
肝右叶

right kidney
右肾

ascending colon
升结肠

greater psoas muscle
腰大肌

sacral vertebrae
骶椎

body of stomach
胃体

spleen
脾

left kidney
左肾

descending colon
降结肠

body of lumber vertebrae
腰椎体

rectum
直肠

b. 冠状面 CT

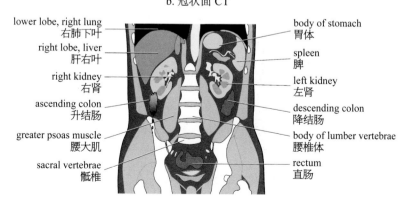

lower lobe, right lung
右肺下叶

right lobe, liver
肝右叶

right kidney
右肾

ascending colon
升结肠

greater psoas muscle
腰大肌

sacral vertebrae
骶椎

body of stomach
胃体

spleen
脾

left kidney
左肾

descending colon
降结肠

body of lumber vertebrae
腰椎体

rectum
直肠

c. 冠状面影像解剖示意图

图 1-2-13　冠状面-13

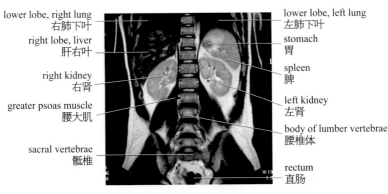

lower lobe, right lung
右肺下叶

right lobe, liver
肝右叶

right kidney
右肾

greater psoas muscle
腰大肌

sacral vertebrae
骶椎

lower lobe, left lung
左肺下叶

stomach
胃

spleen
脾

left kidney
左肾

body of lumber vertebrae
腰椎体

rectum
直肠

a. 冠状面 MR T2WI

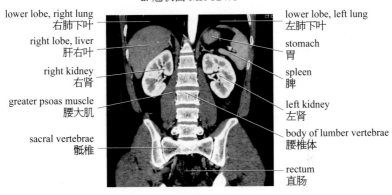

lower lobe, right lung
右肺下叶

right lobe, liver
肝右叶

right kidney
右肾

greater psoas muscle
腰大肌

sacral vertebrae
骶椎

lower lobe, left lung
左肺下叶

stomach
胃

spleen
脾

left kidney
左肾

body of lumber vertebrae
腰椎体

rectum
直肠

b. 冠状面 CT

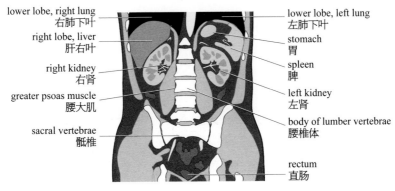

lower lobe, right lung
右肺下叶

right lobe, liver
肝右叶

right kidney
右肾

greater psoas muscle
腰大肌

sacral vertebrae
骶椎

lower lobe, left lung
左肺下叶

stomach
胃

spleen
脾

left kidney
左肾

body of lumber vertebrae
腰椎体

rectum
直肠

c. 冠状面影像解剖示意图

图 1-2-14 冠状面-14

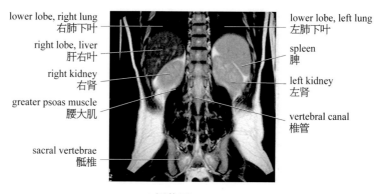

lower lobe, right lung
右肺下叶

right lobe, liver
肝右叶

right kidney
右肾

greater psoas muscle
腰大肌

sacral vertebrae
骶椎

lower lobe, left lung
左肺下叶

spleen
脾

left kidney
左肾

vertebral canal
椎管

a. 冠状面 MR T2WI

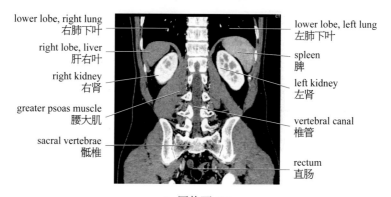

lower lobe, right lung
右肺下叶

right lobe, liver
肝右叶

right kidney
右肾

greater psoas muscle
腰大肌

sacral vertebrae
骶椎

lower lobe, left lung
左肺下叶

spleen
脾

left kidney
左肾

vertebral canal
椎管

rectum
直肠

b. 冠状面 CT

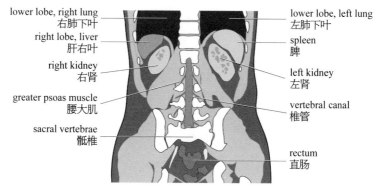

lower lobe, right lung
右肺下叶

right lobe, liver
肝右叶

right kidney
右肾

greater psoas muscle
腰大肌

sacral vertebrae
骶椎

lower lobe, left lung
左肺下叶

spleen
脾

left kidney
左肾

vertebral canal
椎管

rectum
直肠

c. 冠状面影像解剖示意图

图 1-2-15 冠状面-15

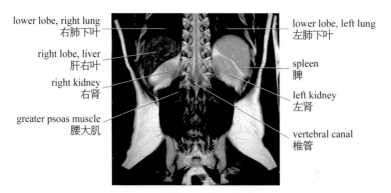

a. 冠状面 MR T2WI

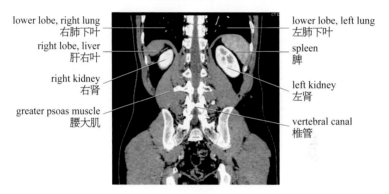

b. 冠状面 CT

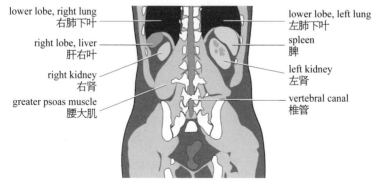

c. 冠状面影像解剖示意图

图 1-2-16　冠状面-16

第二章
各脏器增强影像特点

　　腹部动态 CT 增强扫描是目前诊断腹部疾病的一种标准扫描模式，根据病灶的强化方式可以判断病变的良恶性、范围等，因此了解腹部脏器的正常 CT 强化方式尤为重要，只有认识了正常的强化，才能使我们发现异常的强化，这对于发现腹部的各种疾病十分重要，本章我们将主要对腹部各个脏器在平扫时以及增强的不同时期的表现进行说明。

一　各脏器强化值

（一）肝脏

（1）平扫时肝实质 CT 值为 55 Hu ± 10 Hu。

（2）动脉期肝实质强化不明显，CT 值约增加 5～10 Hu。

（3）门静脉期肝实质明显强化，CT 值为 100 Hu ± 10 Hu。

（二）脾脏

（1）平扫时脾脏实质 CT 值为 50 Hu ± 10 Hu。

（2）动脉期脾脏实质强化明显，CT 值为 95 Hu ± 10 Hu。

（3）门静脉期，脾脏实质 CT 值为 100 Hu ± 10 Hu。

（三）胰腺

（1）平扫时胰腺实质 CT 值为 45 Hu ± 5 Hu。

（2）动脉期胰腺实质中等强化，CT 值为 85 Hu ± 10 Hu。

（3）门静脉期，胰腺实质 CT 值为 80 Hu ± 10 Hu。

（四）肾脏

（1）平扫时肾脏实质 CT 值为 35 Hu ± 10 Hu。

（2）动脉期皮质明显强化，CT 值为 150 Hu ± 10 Hu。

（3）动脉期髓质强化较明显，CT 值为 60 Hu ± 10 Hu。

（4）静脉期皮质 CT 值为 130 Hu ± 10 Hu。

（5）静脉期髓质强化较为明显，CT 值为 95 Hu ± 10 Hu。

二 肝脏

　　肝脏平扫时密度高于脾脏，且肝脏存在双重血供，即肝动脉及门静脉系统供血，且以门静脉供血所占比例高，因此门静脉期（简称"门脉期"）肝脏强化明显（图 2-2-1～图 2-2-3）。

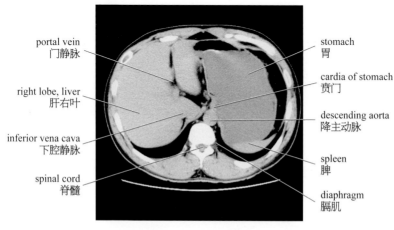

portal vein
门静脉

right lobe, liver
肝右叶

inferior vena cava
下腔静脉

spinal cord
脊髓

stomach
胃

cardia of stomach
贲门

descending aorta
降主动脉

spleen
脾

diaphragm
膈肌

图 2-2-1　CT 增强前

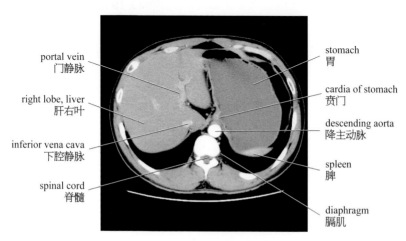

portal vein
门静脉

right lobe, liver
肝右叶

inferior vena cava
下腔静脉

spinal cord
脊髓

stomach
胃

cardia of stomach
贲门

descending aorta
降主动脉

spleen
脾

diaphragm
膈肌

图 2-2-2　CT 增强动脉期

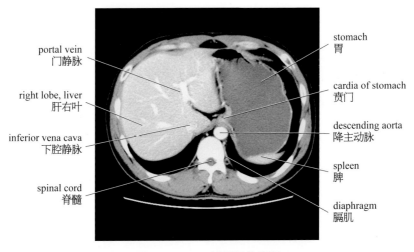

图 2-2-3　CT 增强门静脉期

三 脾脏

脾脏位于左上腹，平扫时密度略低于肝脏，脾脏血供较为丰富，因此强化明显（图 2-3-1～图 2-3-3）。

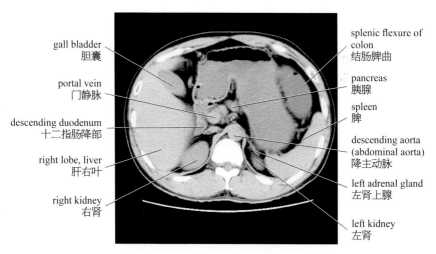

gall bladder 胆囊
portal vein 门静脉
descending duodenum 十二指肠降部
right lobe, liver 肝右叶
right kidney 右肾

splenic flexure of colon 结肠脾曲
pancreas 胰腺
spleen 脾
descending aorta (abdominal aorta) 降主动脉
left adrenal gland 左肾上腺
left kidney 左肾

图 2-3-1 CT 增强前

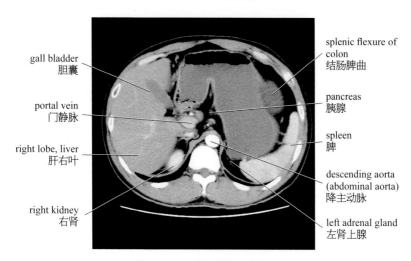

gall bladder 胆囊
portal vein 门静脉
right lobe, liver 肝右叶
right kidney 右肾

splenic flexure of colon 结肠脾曲
pancreas 胰腺
spleen 脾
descending aorta (abdominal aorta) 降主动脉
left adrenal gland 左肾上腺

图 2-3-2 CT 增强动脉期

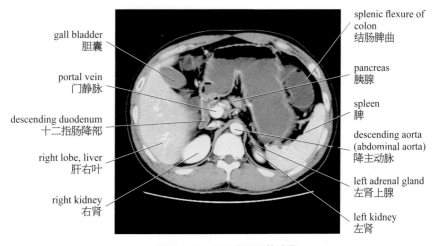

图 2-3-3　CT 增强门静脉期

四　胰腺

　　胰腺的血供较为丰富，但门静脉期胰腺实质的密度较动脉期低（图 2-4-1～图 2-4-3 ）。

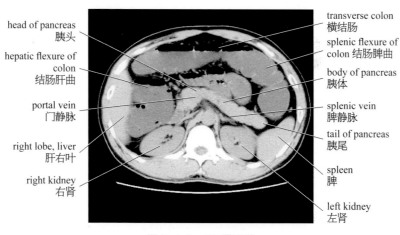

图 2-4-1　CT 增强前

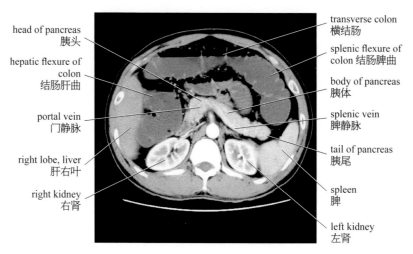

图 2-4-2　CT 增强动脉期

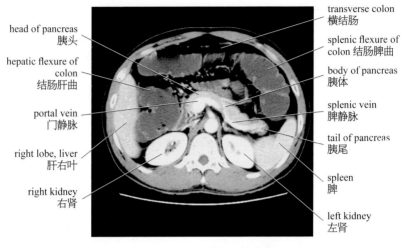

head of pancreas
胰头

hepatic flexure of
colon
结肠肝曲

portal vein
门静脉

right lobe, liver
肝右叶

right kidney
右肾

transverse colon
横结肠

splenic flexure of
colon 结肠脾曲

body of pancreas
胰体

splenic vein
脾静脉

tail of pancreas
胰尾

spleen
脾

left kidney
左肾

图 2-4-3　CT 增强门静脉期

五 消化道

消化道为空腔结构，消化道的管壁于门静脉期可出现较为明显强化（图 2-5-1～图 2-5-3）。

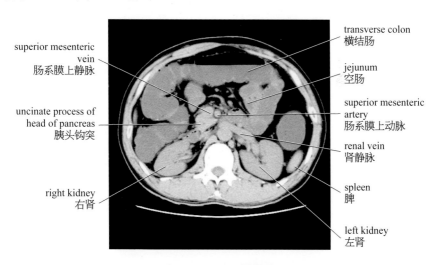

图 2-5-1 CT 增强前

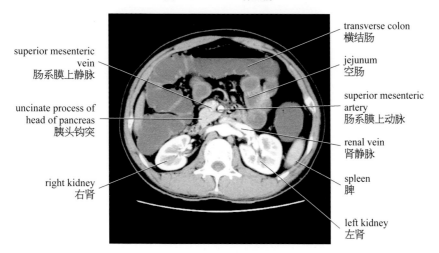

图 2-5-2 CT 增强动脉期

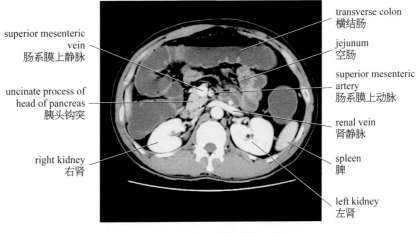

图 2-5-3　CT 增强门静脉期

六　肾脏

肾脏血供丰富，动脉期可出现明显肾皮质强化，至门静脉期肾脏髓质亦可出现较为明显的增强（图 2-6-1～图 2-6-3）。

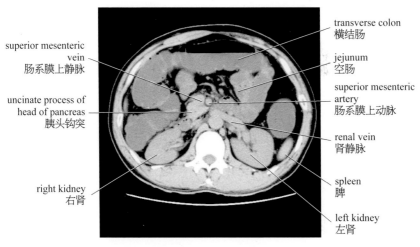

transverse colon
横结肠

jejunum
空肠

superior mesenteric
artery
肠系膜上动脉

renal vein
肾静脉

spleen
脾

left kidney
左肾

superior mesenteric
vein
肠系膜上静脉

uncinate process of
head of pancreas
胰头钩突

right kidney
右肾

图 2-6-1　CT 增强前

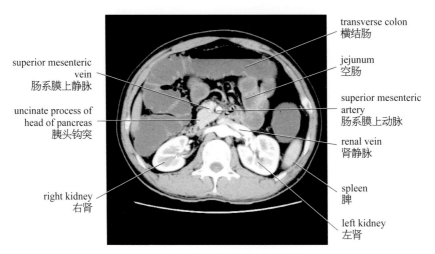

transverse colon
横结肠

jejunum
空肠

superior mesenteric
artery
肠系膜上动脉

renal vein
肾静脉

spleen
脾

left kidney
左肾

superior mesenteric
vein
肠系膜上静脉

uncinate process of
head of pancreas
胰头钩突

right kidney
右肾

图 2-6-2　CT 增强动脉期

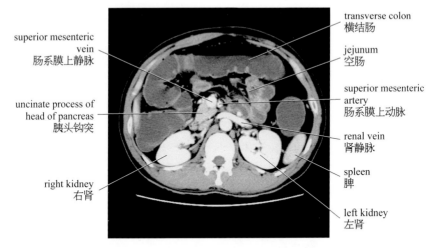

图 2-6-3　CT 增强门静脉期

七　膀胱

　　膀胱为储存、浓缩尿液的器官，充满尿液时显示清晰，膀胱壁存在一定的强化（图 2-7-1～图 2-7-3）。

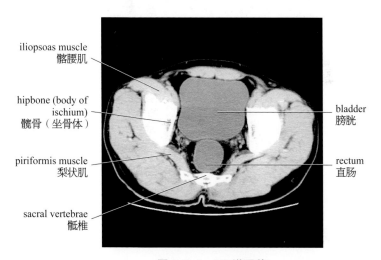

iliopsoas muscle
髂腰肌

hipbone (body of ischium)
髋骨（坐骨体）

piriformis muscle
梨状肌

sacral vertebrae
骶椎

bladder
膀胱

rectum
直肠

图 2-7-1　CT 增强前

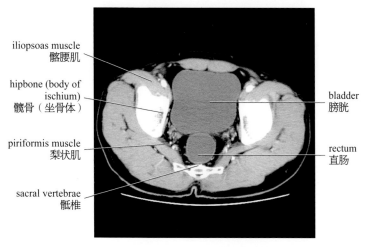

iliopsoas muscle
髂腰肌

hipbone (body of ischium)
髋骨（坐骨体）

piriformis muscle
梨状肌

sacral vertebrae
骶椎

bladder
膀胱

rectum
直肠

图 2-7-2　CT 增强动脉期

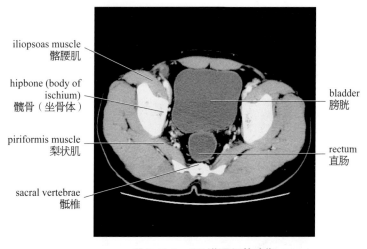

iliopsoas muscle
髂腰肌

hipbone (body of
ischium)
髋骨（坐骨体）

piriformis muscle
梨状肌

sacral vertebrae
骶椎

bladder
膀胱

rectum
直肠

图 2-7-3　CT 增强门静脉期

八 子宫

　　子宫血供丰富，增强后子宫内膜可以出现较为明显强化（图 2-8-1～图 2-8-3）。

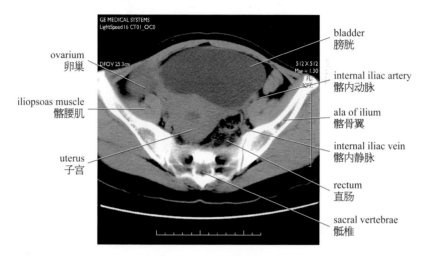

图 2-8-1　CT 增强前

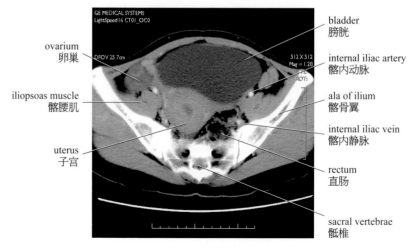

图 2-8-2　CT 增强动脉期

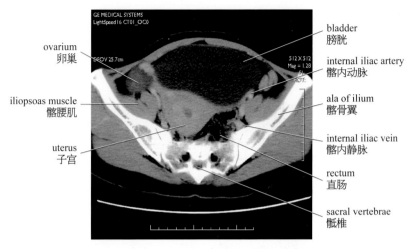

ovarium
卵巢

iliopsoas muscle
髂腰肌

uterus
子宫

bladder
膀胱

internal iliac artery
髂内动脉

ala of ilium
髂骨翼

internal iliac vein
髂内静脉

rectum
直肠

sacral vertebrae
骶椎

图 2-8-3　CT 增强门静脉期

九 前列腺

前列腺为男性生殖系统的一个重要组成部分，增强后可以出现一定增强（图 2-9-1～图 2-9-3）。

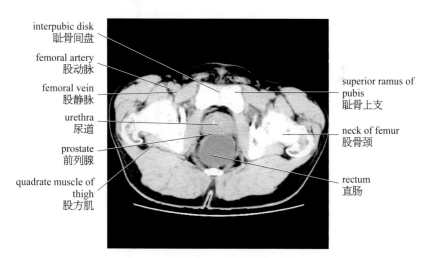

interpubic disk
耻骨间盘

femoral artery
股动脉

femoral vein
股静脉

urethra
尿道

prostate
前列腺

quadrate muscle of thigh
股方肌

superior ramus of pubis
耻骨上支

neck of femur
股骨颈

rectum
直肠

图 2-9-1 CT 增强前

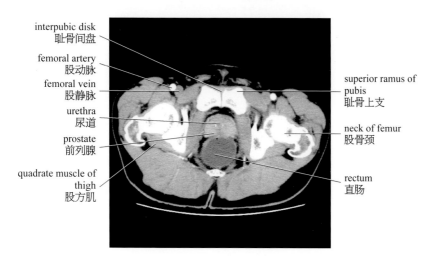

interpubic disk
耻骨间盘

femoral artery
股动脉

femoral vein
股静脉

urethra
尿道

prostate
前列腺

quadrate muscle of thigh
股方肌

superior ramus of pubis
耻骨上支

neck of femur
股骨颈

rectum
直肠

图 2-9-2 CT 增强动脉期

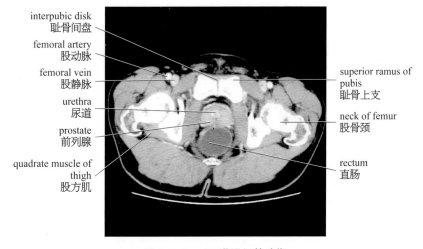

图 2-9-3　CT 增强门静脉期

第三章
胆道影像解剖及其
常见变异

　　胆道包括肝内、外胆管，胆囊，胆囊管，以及胰管等一系列管道结构，它是胆汁和胰液运输至十二指肠的管道，了解正常胆道结构具有十分重要的意义。

一 检查方法

  诊断胆胰疾病的影像学检查手段有常规 X 线、超声、CT、血管造影和 MRI 等，各种检查方法各有其临床使用特点和限度。超声在临床上常作为胆系疾病诊断的首选检查方法，CT 与超声相结合能对大多数胆胰疾病做出正确诊断。磁共振水成像技术是近年来磁共振成像重大进展之一，其中以磁共振胆胰管成像（MR cholangiopancreatography，MRCP）应用最早、最广泛。MRCP 自 20 世纪 90 年代初首次提出并应用以来，引起了广泛的关注，是一种发展较快的简便、安全、有效的观察胆胰管系统解剖和诊断胆胰管疾病的影像学检查技术，临床上可作为诊断胆胰管疾病的初筛检查手段。MRCP 不需特殊的插管技术，也不必注射对比剂，是一种无创伤性检查，兼有横断面成像和造影检查的长处，既可提供与超声和 CT 相似的信息，又具有与 ERCP 类似的图像。MRCP 与 ERCP 起着互补的作用，当上消化道手术和改建后，或食管、十二指肠严重狭窄时难以插管，不能做经内镜逆行胰胆管造影（ERCP），这些病例只能做MRCP 检查。MRCP 是利用胰液、胆液这些天然的对比剂，通过重建图像后处理，突出了含液体的胆胰管结构影像。MRCP 技术包括梯度回波（GRE）、快速自旋回波（TSE）以及由其衍化而来的快速采集弛豫增强（RARE）和单次激发快速自旋回波半傅立叶采集序列，采用最大信号强度（MIP）做三维立体重建，可显示胆系全貌，运用工作站中三维成像的连续性和旋转功能可显示胆胰管关系，并可直接观察病变形态，最后结合常规MRI 做出综合诊断。

二 重建影像

目前对于胆道最有效的无创成像方法就是 MRCP，以下 2 幅图像即为 MRCP 图像。由于正常人胰管较细，因此部分正常人的胰管在 MRCP 上无法显示（图 3-2-1，图 3-2-2）。

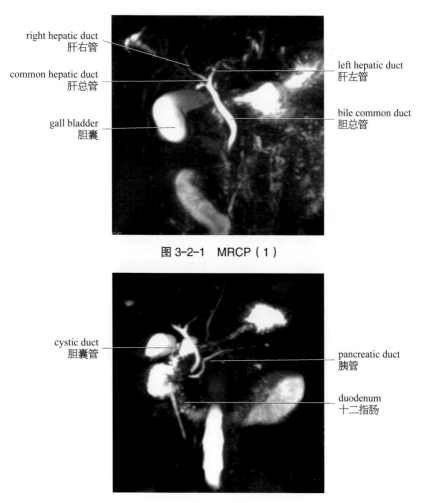

right hepatic duct
肝右管

common hepatic duct
肝总管

gall bladder
胆囊

left hepatic duct
肝左管

bile common duct
胆总管

图 3-2-1 MRCP（1）

cystic duct
胆囊管

pancreatic duct
胰管

duodenum
十二指肠

图 3-2-1 MRCP（2）

三　常见变异

近年来随着腹腔镜外科和肝脏移植外科手术的开展，特别是腹腔镜胆囊切除术在临床上的广泛应用，其胆道并发症发生率已达 5.1%，主要包括胆囊管漏、胆道梗阻、肝总管或胆总管结扎不当所致的迟发型胆管狭窄等，导致这些并发症的重要原因之一是对胆道系统解剖及解剖变异的认识不足。随着 MRCP 技术的不断发展及广泛应用，对认识胆管系统解剖组成、变异类型，正确显示胰胆管系统解剖变异及其发展具有重要的临床意义。

Choi 等通过胆管造影研究将肝内胆管分成 7 种类型：Ⅰ 型，即右前支胆管和右后支胆管汇入肝右管之后，肝左、右管汇成肝总管（右前支胆管主要分布于肝 Ⅴ 和 Ⅷ 段，右后支胆管主要分布于肝 Ⅵ 和 Ⅶ 段）；Ⅱ 型，即右前支、右后支胆管和肝左管于同一位置汇入肝总管，形成三角分支；Ⅲ 型，根据右后支胆管的不同汇入方式又细分为 3 种亚型，ⅢA 为右后支胆管汇入肝左管后，再与右前支胆管汇合成肝总管，ⅢB 为右后支胆管直接汇入肝总管，ⅢC 为右后支胆管汇入胆囊管；Ⅳ 型，右前、后支胆管汇成肝右管后再汇入胆囊管；Ⅴ 型，即存在副肝管，并依据副肝管的走行分为 ⅤA 和 ⅤB 两个亚型，ⅤA 为副肝管汇入肝总管，ⅤB 为副肝管汇入肝右管；Ⅵ 型，肝 Ⅱ、Ⅲ 段胆管分别汇入肝右管或肝总管；Ⅶ 型为不属于以上 6 种分型或复杂分型的。其中最常见的变异类型为 ⅢA 型，右后支胆管直接汇入肝左管，约占 11%；其次为 Ⅱ 型，右前、右后支胆管和肝左管于同一位置汇入肝总管，约占 10%；其他变异类型较少。

胆囊管变异是一种常见的胆道解剖变异，占 18%～23%，其中胆囊管汇入部位的变异占 5.0%～22.7%。胆囊管解剖变异主要包括：胆囊管低位或异位汇入肝总管；胆囊管过短或缺如（胆囊管长度 < 5 mm）；胆囊管过长（胆囊管长度 > 40 mm）；胆囊管粗大（胆囊管直径 > 5 mm）。

胆总管分为十二指肠上段、十二指肠后段、胰腺段、十二指肠壁内段。大多数胆总管壁内段在斜穿十二指肠肠壁前先与主胰管汇合成 2～3 cm 的共同通道并略膨大，形成 Vater 壶腹，然后开口于十二指肠乳头；也有部分胆总管与主胰管分别开口进入十二指肠。胆总管的变异主要包括无胆总管（即肝总管和胆囊管不汇合，不形成胆总管，两管分别开口于十二指肠）、胆总管开口异位（开口于幽门部、胃底、十二指肠水平部）、双胆总管等。

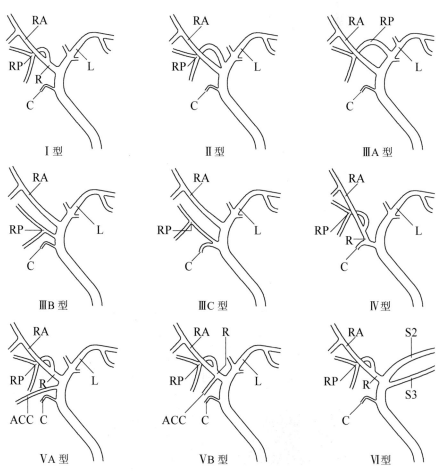

图 3-3-1　肝内胆管分支类型示意图

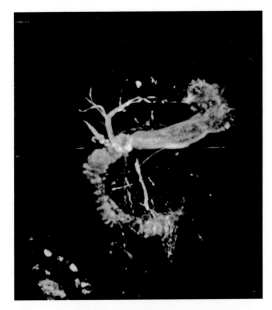

图 3-3-2　肝内胆管分支 Ⅱ 型

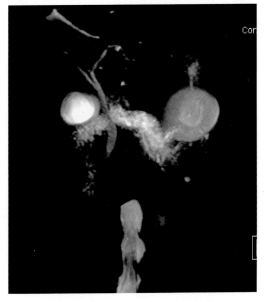

图 3-3-3　肝内胆管分支 ⅢA 型

第四章
消化道断面影像解剖

　　消化道自口腔开始，往下依次为食管、胃、十二指肠、空肠、回肠、结肠，至肛门结束，为弯曲的管道结构，本章将具体介绍胃、小肠及结肠的影像学检查方法及正常解剖结构。

一 检查方法

一、胃 CT 准备方法

① 受检者在检查前一天建议低渣 / 无渣饮食（稀饭、藕粉等），避免服食豆制品等产气较多的食物，以免胃肠腔内有较多气体产生干扰。② 扫描前 6～8 小时起开始清洁肠道，禁食直至检查结束。排除禁忌证（青光眼、前列腺增生、房室传导阻滞等）后，推荐扫描前 10 分钟肌内注射 10～20 mg 的盐酸消旋山莨菪碱，以减慢肠道蠕动，出现口干症状后口服饮用水约 1 000～1 200 mL，而后进行 CT 扫描。

二、小肠及结肠（肠道）CT 准备方法

检查前三日禁做胃肠道钡剂造影检查。检查前一日中午行无渣半流质饮食，每两小时口服葡萄糖注射液 500 mL（糖尿病患者服用无糖液体），至晚 8:00 口服若干复方聚乙二醇电解质散溶液清洁肠道。检查当日禁食（不禁水）直至检查结束。为了使小肠肠腔充盈状态达到最佳，通常自扫描前 1 小时起，嘱咐患者每隔 15 分钟口服阴性对比剂（2.5% 等渗甘露醇溶液或 6.9% 复方聚乙二醇溶液）400～500 mL，共 4 次，总量为 1 600～2 000 mL；最后 1 次口服在上机扫描前 10～15 分钟，有助于捕获左上腹空肠充盈相。根据患者个体差异，实际口服的对比剂剂量有时差异较大，但原则上总量不应少于 1 200 mL。排除禁忌证（青光眼、前列腺增生、房室传导阻滞等）后，推荐扫描前 10 分钟肌内注射 10～20 mg 的盐酸消旋山莨菪碱，以减慢肠道蠕动，有助于小病灶的检出。根据临床需要，可结合结直肠灌肠，总量 300～500 mL，进行 CT 扫描。

三、CT 扫描

扫描技术参数：多采用 64 排及以上螺旋 CT 扫描仪，采用螺旋扫描方式，层厚和间隔 0.500～0.625 mm，重建图像层厚和间隔均为 1 mm，管电流 250 mAs，管电压 120 kV。

扫描范围：需包括全腹部＋盆腔，即从膈顶至耻骨联合下缘。

扫描方法：平扫一次完成全腹扫描，增强行双期扫描，注射对比剂采用高压注射器，使用高浓度碘对比剂（含 350 或 370 mgI/mL），注射总量按患者实际体重换算（1.5～2.0 mL/kg），注射速率 3～4 mL/s。扫描期相可以根据临床需求进行选择。经典的两期增强扫描包括动脉晚期（注射对比剂后 32～35 秒）及肠期（注射对比剂后 65～70 秒）。CT 图像的后处理，以多平面重建（MPR）为主，辅以最大密度投影（MIP）、容积重建（VR）、曲面重建（CPR）技术。

四、MRI 扫描方法

扫描开始前 5 分钟肌注 10～20 mg 的盐酸消旋山莨菪碱，减少肠道蠕动。运用体线圈，扫描序列为 T1W/SE-EPI/ 横断位（TR=792 ms，TE=25 ms），T2W/TSE/ 横断位（TR=1 800 ms，TE=99 ms），T1W/SPIR/横断位（TR=500 ms，TE=15 ms），T2W/SPIR/ 横断位（TR=1 800 ms，TE=80 ms），T2W/ 冠状位（TR=1 875 ms，TE=100 ms），T2W/SPIR/冠状位（TR=1 875 ms，TE=100 ms），MIP 重建 /3D 水成像。FOV 为 380～435，层厚 10 mm，间隔 10 mm。扫描范围由肝脏膈面至耻骨联合。必要时可静脉注射 Gd-DTPA 进行增强检查。

二 横断面

本节我们将自上而下逐层介绍在扫描过程中出现的消化道结构（图 4-2-1～图 4-2-9）。

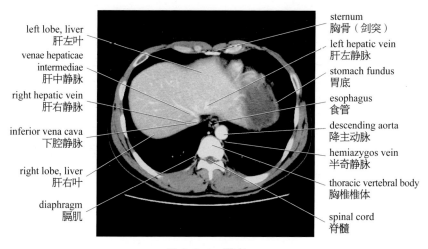

left lobe, liver
肝左叶

venae hepaticae
intermediae
肝中静脉

right hepatic vein
肝右静脉

inferior vena cava
下腔静脉

right lobe, liver
肝右叶

diaphragm
膈肌

sternum
胸骨（剑突）

left hepatic vein
肝左静脉

stomach fundus
胃底

esophagus
食管

descending aorta
降主动脉

hemiazygos vein
半奇静脉

thoracic vertebral body
胸椎椎体

spinal cord
脊髓

图 4-2-1 胃底

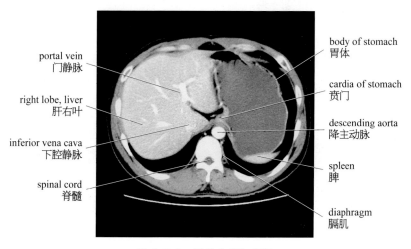

portal vein
门静脉

right lobe, liver
肝右叶

inferior vena cava
下腔静脉

spinal cord
脊髓

body of stomach
胃体

cardia of stomach
贲门

descending aorta
降主动脉

spleen
脾

diaphragm
膈肌

图 4-2-2 胃体上部与贲门

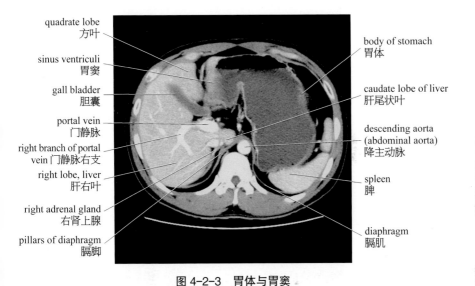

quadrate lobe
方叶

sinus ventriculi
胃窦

gall bladder
胆囊

portal vein
门静脉

right branch of portal
vein 门静脉右支

right lobe, liver
肝右叶

right adrenal gland
右肾上腺

pillars of diaphragm
膈脚

body of stomach
胃体

caudate lobe of liver
肝尾状叶

descending aorta
(abdominal aorta)
降主动脉

spleen
脾

diaphragm
膈肌

图 4-2-3　胃体与胃窦

spleen
脾

gall bladder
胆囊

portal vein
门静脉

descending duodenum
十二指肠降部

right lobe, liver
肝右叶

right kidney
右肾

body of stomach
胃体

splenic flexure of colon
结肠脾曲

pancreas
胰腺

spleen
脾

descending aorta
降主动脉

left adrenal gland
左肾上腺

left kidney
左肾

图 4-2-4　胃窦与十二指肠

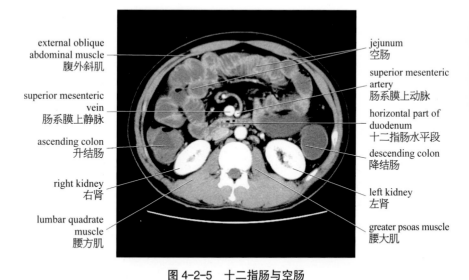

external oblique
abdominal muscle
腹外斜肌

superior mesenteric
vein
肠系膜上静脉

ascending colon
升结肠

right kidney
右肾

lumbar quadrate
muscle
腰方肌

jejunum
空肠

superior mesenteric
artery
肠系膜上动脉

horizontal part of
duodenum
十二指肠水平段

descending colon
降结肠

left kidney
左肾

greater psoas muscle
腰大肌

图 4-2-5　十二指肠与空肠

abdominal rectus
muscle
腹直肌

external oblique
abdominal muscle
腹外斜肌

inferior vena cava
下腔静脉

ileum
回肠

abdominal aorta
腹主动脉

greater psoas muscle
腰大肌

图 4-2-6　回肠

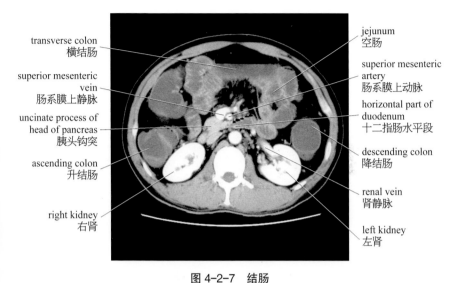

transverse colon
横结肠

superior mesenteric
vein
肠系膜上静脉

uncinate process of
head of pancreas
胰头钩突

ascending colon
升结肠

right kidney
右肾

jejunum
空肠

superior mesenteric
artery
肠系膜上动脉

horizontal part of
duodenum
十二指肠水平段

descending colon
降结肠

renal vein
肾静脉

left kidney
左肾

图 4-2-7 结肠

ileum
回肠

ala of ilium
髂骨翼

iliac muscle
髂肌

lesser gluteal muscle
臀小肌

iliac vein
髂静脉

gluteus medius
muscle
臀中肌

gluteus maximus
muscle
臀大肌

abdominal rectus
muscle
腹直肌

bladder
膀胱

sigmoid colon
乙状结肠

iliac artery
髂动脉

sacral foramen
骶孔

sacrospinalis
骶棘肌

图 4-2-8 乙状结肠

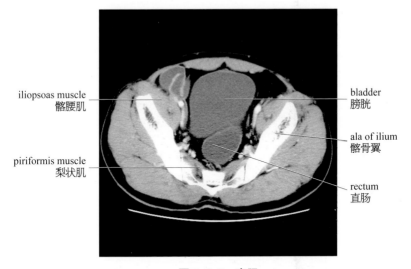

iliopsoas muscle
髂腰肌

piriformis muscle
梨状肌

bladder
膀胱

ala of ilium
髂骨翼

rectum
直肠

图 4-2-9　直肠

三 非轴面影像与仿真内镜

由于消化道走行迂曲，因此需要使用非轴面（如斜冠状面或斜矢状面等）观察上下走行或斜向走行的消化道结构（图 4-3-1～图 4-3-9）。

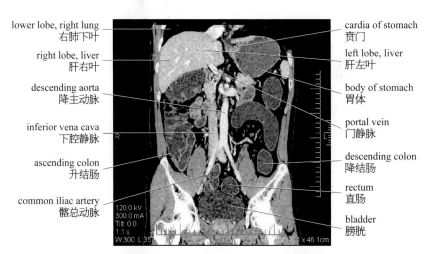

lower lobe, right lung
右肺下叶

right lobe, liver
肝右叶

descending aorta
降主动脉

inferior vena cava
下腔静脉

ascending colon
升结肠

common iliac artery
髂总动脉

cardia of stomach
贲门

left lobe, liver
肝左叶

body of stomach
胃体

portal vein
门静脉

descending colon
降结肠

rectum
直肠

bladder
膀胱

图 4-3-1 胃底与贲门（斜冠状面）

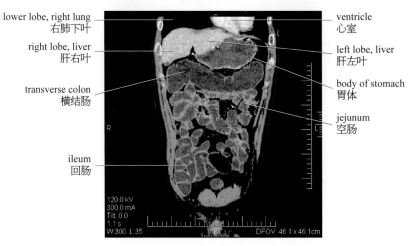

lower lobe, right lung
右肺下叶

right lobe, liver
肝右叶

transverse colon
横结肠

ileum
回肠

ventricle
心室

left lobe, liver
肝左叶

body of stomach
胃体

jejunum
空肠

图 4-3-2 胃体与横结肠（斜矢状面）

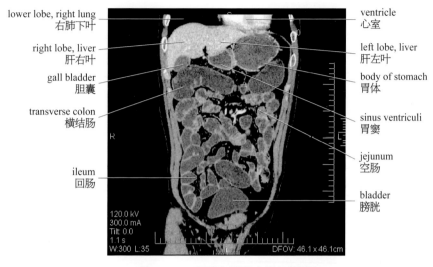

lower lobe, right lung
右肺下叶

right lobe, liver
肝右叶

gall bladder
胆囊

transverse colon
横结肠

ileum
回肠

ventricle
心室

left lobe, liver
肝左叶

body of stomach
胃体

sinus ventriculi
胃窦

jejunum
空肠

bladder
膀胱

图 4-3-3　胃体与胃窦（斜矢状面）

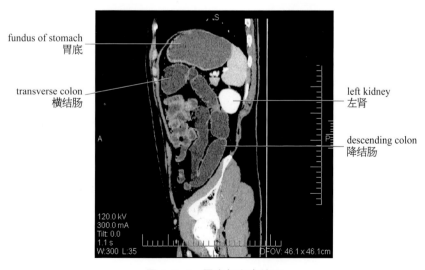

fundus of stomach
胃底

transverse colon
横结肠

left kidney
左肾

descending colon
降结肠

图 4-3-4　胃底与左半结肠

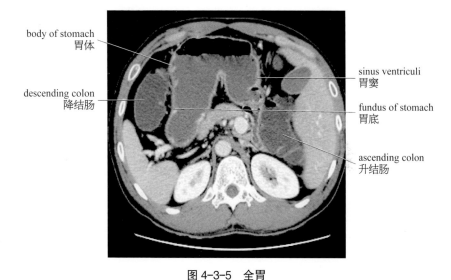

图 4-3-5 全胃

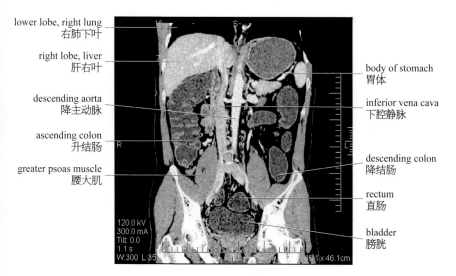

图 4-3-6 右半结肠

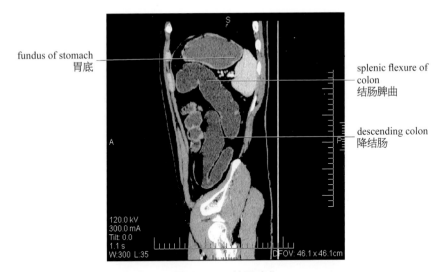

fundus of stomach
胃底

splenic flexure of colon
结肠脾曲

descending colon
降结肠

120.0 kV
300.0 mA
Tilt: 0.0
1.1 s
W:300 L:35

DFOV: 46.1 x 46.1cm

图 4-3-7　结肠脾曲

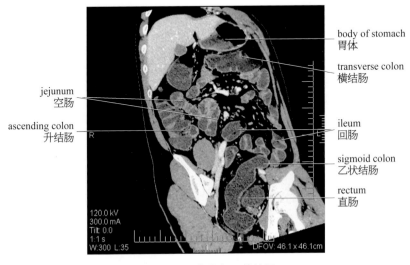

body of stomach
胃体

transverse colon
横结肠

jejunum
空肠

ileum
回肠

ascending colon
升结肠

sigmoid colon
乙状结肠

rectum
直肠

120.0 kV
300.0 mA
Tilt: 0.0
1.1 s
W:300 L:35

DFOV: 46.1 x 46.1cm

图 4-3-8　直肠与乙状结肠

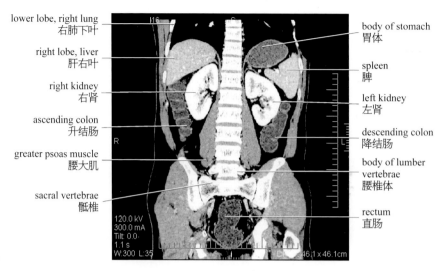

lower lobe, right lung
右肺下叶

right lobe, liver
肝右叶

right kidney
右肾

ascending colon
升结肠

greater psoas muscle
腰大肌

sacral vertebrae
骶椎

body of stomach
胃体

spleen
脾

left kidney
左肾

descending colon
降结肠

body of lumber
vertebrae
腰椎体

rectum
直肠

图 4-3-9　直肠

　　仿真内镜是目前多层螺旋 CT 较为常用的观察消化道腔内结构的重要重建方法之一，可以直观地显示结直肠腔内的情况，尤其是腔内隆起性病变（图 4-3-10～图 4-3-12）。

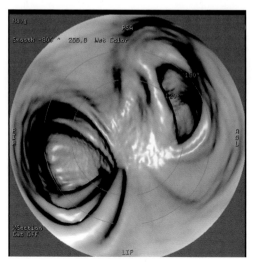

图 4-3-10　仿真内镜：正常结肠

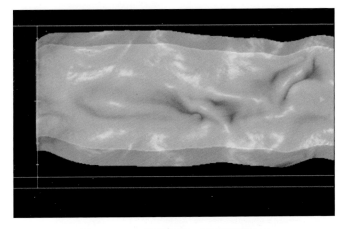

图 4-3-11　仿真内镜：结肠平铺展示

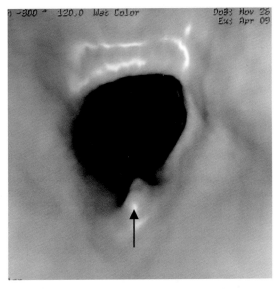

图 4-3-12　仿真内镜：结肠息肉（箭）

第五章
泌尿系统影像解剖

目前常用的泌尿系影像学检查方法包括肾-输尿管-膀胱 X 线平片（KUB）+ 静脉肾盂造影（IVP）、CT 以及 MRI，尤以后两者在临床应用更为广泛，在本章节中将具体介绍磁共振尿路成像（MRU）及 CT 尿路成像（CTU）检查方法及正常影像表现。

一　检查方法

MRU 以常规成像为基础，通常取冠状面成像，以显示肾门的横断面为定位像设定冠状面层面，以肾门为中心并使成像层面平行于两肾门连线，在冠状面上设定成像视野，视野范围包括双侧肾盂、输尿管、膀胱。

采用三维重 T2-TSE 序列，TR2000 ms，TE700 ms，FOV 依患者体型大小而定，多选用 360×360，矩阵 512×256，层厚 2.0 mm，无间隔；同时运用脂肪抑制和空间预饱和等相关技术，前者用来抑制周围脂肪高信号，后者用来消除尿路以外液体高信号对尿路图像的影响；图像后处理采用扫描所获得的原始图像进行最大密度投影（maximum intensity projection，MIP）重建，其优点是饱和带减少了血管信号强度，观察病变的可疑区而无重叠结构的干扰。

CTU 以常规增强成像为基础，常取冠状面成像，成像同样需包括双侧肾盂、输尿管、膀胱。延迟期（排泌期）图像进行薄层重建后，通过后处理软件进行 MIP、MPR 或 VR 等重建技术，观察双侧尿路情况。

二 重建影像

以下 2 幅为 MRU 图像（图 5-2-1，图 5-2-2）。

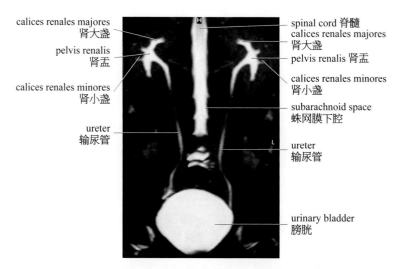

calices renales majores 肾大盏		spinal cord 脊髓
pelvis renalis 肾盂		calices renales majores 肾大盏
calices renales minores 肾小盏		pelvis renalis 肾盂
ureter 输尿管		calices renales minores 肾小盏
		subarachnoid space 蛛网膜下腔
		ureter 输尿管
		urinary bladder 膀胱

图 5-2-1 MRU 全尿路 MIP 图像

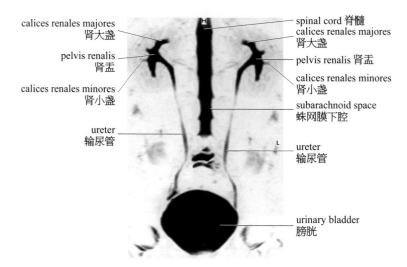

图 5-2-2 MRU 全尿路 MIP 黑白反转信号图像

以下 2 幅为 CTU 图像（图 5-2-3，图 5-2-4）。

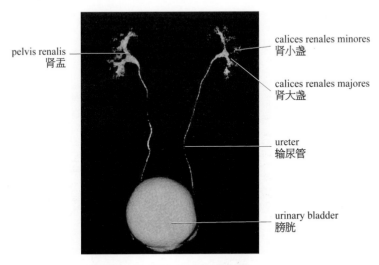

pelvis renalis
肾盂

calices renales minores
肾小盏

calices renales majores
肾大盏

ureter
输尿管

urinary bladder
膀胱

图 5-2-3　CTU 全尿路 VR 图像

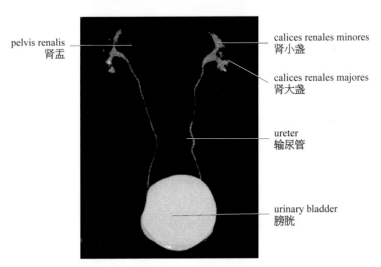

pelvis renalis
肾盂

calices renales minores
肾小盏

calices renales majores
肾大盏

ureter
输尿管

urinary bladder
膀胱

图 5-2-4　CTU 全尿路 MIP 图像

第六章
腹部血管影像解剖

腹部血管成像对于发现腹部病变的血供情况以及血管性病变有着十分重要的价值，因此需要我们能准确认识腹部的正常血管解剖结构。

一　检查方法

（一）MRA

MRA 是目前应用较为广泛的一种无创血管成像方法之一，尤其对于一些较为粗大的血管成像有较高的价值，比如主动脉及其主要的分支血管、腹部的大血管。据文献报道，目前较为成熟的 MRA 技术已经能够获得与 DSA 相同效果的图像，以下就是较为常用的 MRA 检查方法。

对于每一例需进行腹部血管（包括腹腔动脉，肠系膜上、下动脉，肾动脉，门静脉系统等）MRA 检查的患者都常规使用对比剂——马根维显（钆喷酸葡胺）45 mL。首先静脉推注对比剂 20 mL，然后再缓慢推注 25 mL 对比剂与生理盐水 30 mL 的混合液。在注药的同时启动扫描，并嘱咐患者屏气配合检查，在扫描结束后选择最佳的时相进行重建，以获得腹部血管的三维图像，重建方式主要是 MIP（最大密度投影）法。

扫描参数及技术：主要应用 3D-FFE（快速梯度回波 3D 成像）序列进行动态扫描以获得重建的原始图像，该方法能利用流入性增强（inflow）效应获得较好的血管影像。扫描所选的扫描方向为冠状面，扫描层厚为 2 mm，选用的矩阵为 512×512。

（二）CTA

CTA 技术是随着螺旋 CT 的出现，特别是多层螺旋 CT（MSCT）较为广泛地应用后而快速发展起来的。目前的 16 层螺旋 CT 对于一些较为细小的血管，如颅内动脉及冠状动脉等都能较好地显示，并且能部分替代传统的 DSA。因此，对于腹部而言，较为粗大的腹部血管能通过 CTA 技术很好地显示。以下就是较为常用的腹部 CTA 检查方法。

对于每一例需进行腹部血管成像的患者均按体重适当使用非离子型碘对比剂，用量为 1.5～2 mL/kg。对比剂注射速度为 3.5～4 mL/s。

1. 扫描技术　利用 smartprep 技术进行监测，当感兴趣区（一般为腹主动脉）的 CT 值到达预设值时自动触发扫描第一期——动脉期，然后延迟适当时间后进行静脉期扫描。为了减少每一次的扫描时间，每次扫描层厚为 10 mm，螺距为 1.375 ∶ 1。扫描完成后，进行原始图像的薄层重建，重建图像层厚为 2.5 mm，间隔为 1.5 mm。

2. 后处理技术　根据检查的目的，利用上述的薄层重建图像可以进行多种不同的重建，如获取 VR、MIP、仿真内镜（VE）的三维图像，亦可以进行 MPR 的二维重建。

二　多平面血管影像

　　轴面影像是我们阅读 CT 片的基础，因此有必要首先了解腹部血管的横断面影像解剖，以下是腹部主要血管的 CT 横断面影像（图 6-2-1～图 6-2-5）。

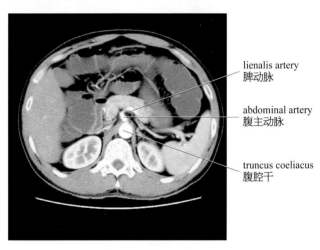

lienalis artery
脾动脉

abdominal artery
腹主动脉

truncus coeliacus
腹腔干

图 6-2-1　腹腔干（横断面 CT）

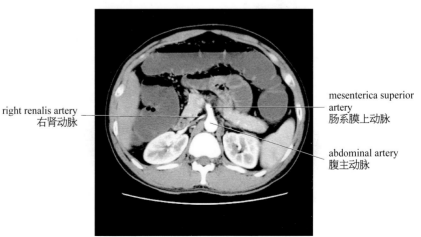

right renalis artery
右肾动脉

mesenterica superior artery
肠系膜上动脉

abdominal artery
腹主动脉

图 6-2-2　肠系膜上动脉（横断面 CT）

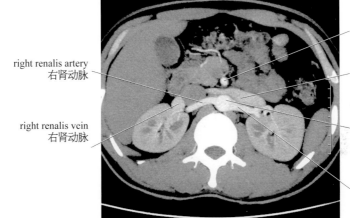

right renalis artery
右肾动脉

right renalis vein
右肾动脉

mesenterica superior artery
肠系膜上动脉

left renalis vein
左肾静脉

abdominal artery
腹主动脉

left renalis artery
左肾动脉

图 6-2-3　双肾动脉（横断面 CT）

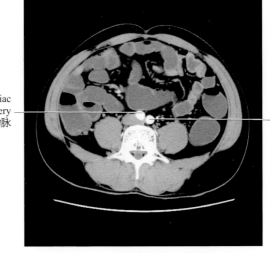

right iliac
communis artery
右髂总动脉

left iliac
communis artery
左髂总动脉

图 6-2-4　双侧髂总动脉（横断面 CT）

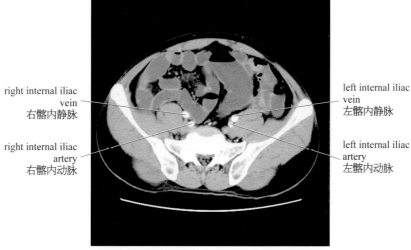

right internal iliac vein
右髂内静脉

right internal iliac artery
右髂内动脉

left internal iliac vein
左髂内静脉

left internal iliac artery
左髂内动脉

图 6-2-5　双侧髂内、外动静脉（横断面 CT）

因血管走行不同，故冠状面显示的主要是左右走行的血管，如双侧肾动脉显示较为理想（图 6-2-6，图 6-2-7）。

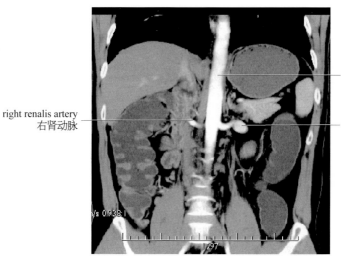

abdominal artery
腹主动脉

right renalis artery
右肾动脉

left renalis artery
左肾动脉

图 6-2-6　左右走行的血管（冠状面 CT）

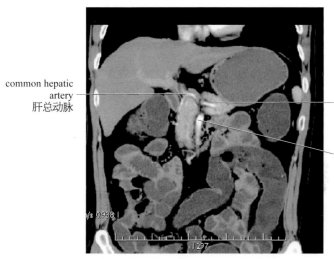

common hepatic artery
肝总动脉

lienalis artery
脾动脉

mesenterica superior artery
肠系膜上动脉

图 6-2-7　左右走行的血管（冠状面 CT）

矢状面显示的主要是前后走行的血管，如肠系膜上动脉及腹腔动脉的显示较为理想（图 6-2-8）。

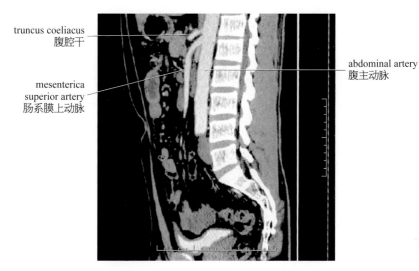

truncus coeliacus
腹腔干

mesenterica superior artery
肠系膜上动脉

abdominal artery
腹主动脉

图 6-2-8　前后走行的血管（矢状面 CT）

三 CTA 和 MRA 血管影像解剖

在腹部血管成像中，CTA 和 MRA 可以清晰地显示腹主动脉及其主要分支血管，如腹腔动脉、肠系膜上动脉、肾动脉等。CTA 可以提供详细的血管解剖信息，有助于术前规划和病变评估。而 MRA 则因其无创性和高清晰度的图像，适用于对腹部血管结构的评估，尤其是在需要避免辐射暴露的情况下。

在实际应用中，医生会根据患者的具体情况和检查目的选择最合适的成像技术。例如，对于需要评估血管狭窄或动脉瘤的患者，CTA 可能因其高分辨率而更为合适；而对于孕妇或对碘对比剂过敏的患者，MRA 可能是更好的选择。

1. 腹腔动脉 腹主动脉第一支主要分支血管自 T12～L1 椎体间发出，一般血管开口指向前方。腹腔动脉常见有 3 个主要分支：其一为肝总动脉，其二为脾动脉，其三为胃左动脉。

2. 肠系膜上动脉 腹主动脉第二支主要分支血管自 L1 椎体中部发出，一般血管开口指向前方偏右。

3. 双侧肾动脉 腹主动脉第三对主要分支血管自 L1～L2 椎体间发出，一般血管开口指向两侧，血管水平走行。

4. 肠系膜下动脉 自 L3 椎体中部发出，一般血管开口指向前方偏左，通常血管较细。

5. 双侧髂动脉 腹主动脉走行至 L4 椎体水平分叉形成双侧髂动脉。

腹部 CTA 和 MRA 见图 6-3-1～图 6-3-5。

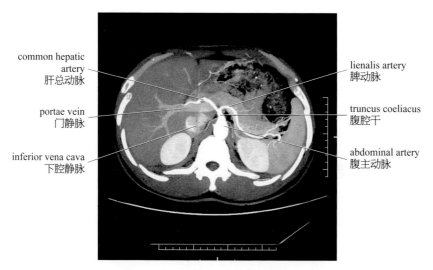

common hepatic artery
肝总动脉

portae vein
门静脉

inferior vena cava
下腔静脉

lienalis artery
脾动脉

truncus coeliacus
腹腔干

abdominal artery
腹主动脉

图 6-3-1　腹腔干平面血管横断面 CTA

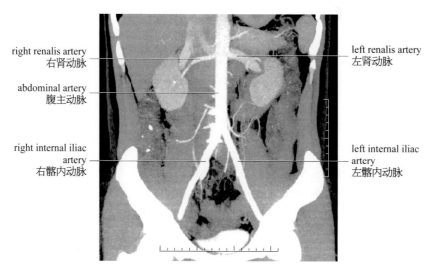

right renalis artery
右肾动脉

abdominal artery
腹主动脉

right internal iliac artery
右髂内动脉

left renalis artery
左肾动脉

left internal iliac artery
左髂内动脉

图 6-3-2　双侧肾动脉及髂动脉冠状面 MRA

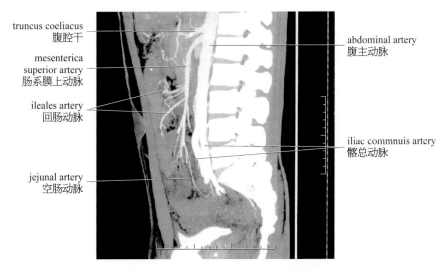

truncus coeliacus
腹腔干

mesenterica
superior artery
肠系膜上动脉

ileales artery
回肠动脉

jejunal artery
空肠动脉

abdominal artery
腹主动脉

iliac commnuis artery
髂总动脉

图 6-3-3　腹腔干、肠系膜上动脉及分支和髂动脉矢状面 MRA

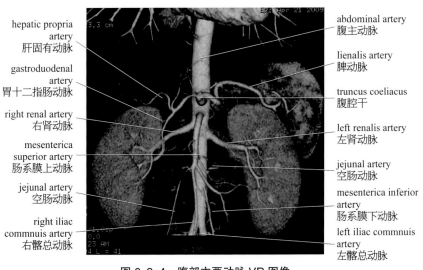

hepatic propria
artery
肝固有动脉

gastroduodenal
artery
胃十二指肠动脉

right renal artery
右肾动脉

mesenterica
superior artery
肠系膜上动脉

jejunal artery
空肠动脉

right iliac
commnuis artery
右髂总动脉

abdominal artery
腹主动脉

lienalis artery
脾动脉

truncus coeliacus
腹腔干

left renalis artery
左肾动脉

jejunal artery
空肠动脉

mesenterica inferior
artery
肠系膜下动脉

left iliac commnuis
artery
左髂总动脉

图 6-3-4　腹部主要动脉 VR 图像

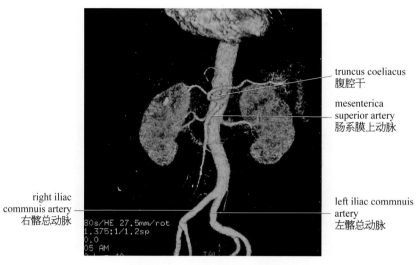

truncus coeliacus
腹腔干

mesenterica
superior artery
肠系膜上动脉

right iliac
commnuis artery
右髂总动脉

left iliac commnuis
artery
左髂总动脉

图 6-3-5 腹部主动脉 VR 图像

四　腹部主要血管的常见变异

　　腹部血管主要变异包括腹部的动脉、门静脉以及下腔静脉的变异，在动脉系统的变异中以腹腔动脉的变异最为复杂，其次是肾动脉的变异。

　　腹腔动脉又称腹腔干，长约 1.2～2.5 cm，外径 8～9 mm，于第十二胸椎至第一腰椎水平从腹主动脉左前壁发出者最多，占 66%；从腹主动脉前壁正中发出者占 33%。腹腔动脉三大分支为胃左动脉（left gastric artery，LGA）、肝总动脉（common hepatic artery，CHA）和脾动脉（splenic artery，SA）。上述三者外径从小到大依次为胃左动脉、肝总动脉和脾动脉。根据腹腔动脉三大分支的组合共干情况，将其分为多种类型，通常有四分型法和七分型法两种，具体分型方法如下。

（一）四分法型

　　1. Ⅰ型　完整型腹腔干，为 3 支型，即腹腔干分出 3 支血管（胃左动脉、肝总动脉以及脾动脉），占 85%，为胃肝脾干型，此型又分为 3 个亚型（图 6-4-1）。

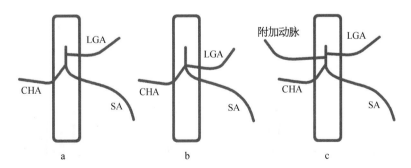

图 6-4-1　Ⅰ型　a. Ⅰa 型：腹腔干先发出胃左动脉，再发出肝总动脉和脾动脉，为常见类型（49%）；b. Ⅰb 型：腹腔干的 3 条分支——胃左动脉、肝总动脉、脾动脉同时发出，形成典型的 Halleri 三脚（25%）；c. Ⅰc 型：腹腔动脉由胃左动脉、肝总动脉、脾动脉及附加的动脉（如胰背动脉）4 条分支组成（10%）。

2. Ⅱ型 不完整型腹腔干，为 2 支型，占 7.3%，分别是肝脾干、胃脾干和胃肝干（图 6-4-2）。

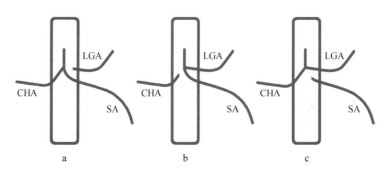

图 6-4-2 Ⅱ型 a. Ⅱa 型：腹腔干发出肝脾干，胃左动脉由腹主动脉发出（5%）；b. Ⅱb 型：腹腔干发出胃脾干，肝总动脉由腹主动脉发出（3%）；c. Ⅱc 型：腹腔干发出胃肝干，脾动脉由腹主动脉发出（1%）。

3. Ⅲ型 无干型，占 0.4%，为 2 条脏支分别起自腹主动脉或肠系膜上动脉（SMA）（图 6-4-3）。

4. Ⅳ型 上述 3 型有附加动脉（多为肠系膜上动脉）参与，列为各型的亚型，占 6.3%（图 6-4-4）。

（二）七分法型

1. Ⅰ型 即四分法型的 Ⅰ型，腹腔干分出 3 支血管。

2. Ⅱ型 即四分法型的 Ⅱa 型，腹腔干发出肝脾干，胃左动脉由腹主动脉发出。

3. Ⅲ型 在 Ⅱ型的基础上，肝脾干与肠系膜上动脉共干。

4. Ⅳ型 胃左动脉与肝动脉共干形成胃肝干，脾动脉由肠系膜上动脉发出。

5. Ⅴ型 胃左动脉与脾动脉共干形成胃脾

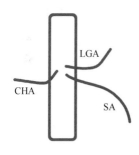

图 6-4-3 Ⅲ型

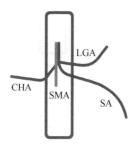

图 6-4-4 Ⅳ型

干，肝动脉由肠系膜上动脉发出（图6-4-5）。

6. Ⅵ型　胃左动脉、肝动脉、脾动脉以及肠系膜上动脉共干组成胃肝脾肠系膜干（图6-4-6）。

7. Ⅶ型　即四分法型的Ⅰc型，腹腔干出现附加动脉（图6-4-7），如胰背动脉。

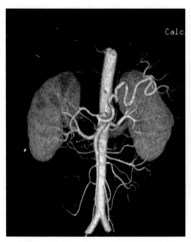 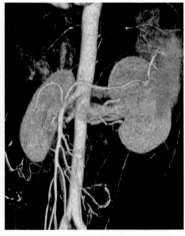

图6-4-5　肝右动脉发自肠系膜上动脉（CTA）　图6-4-6　腹腔干与肠系膜上动脉共干（CTA）

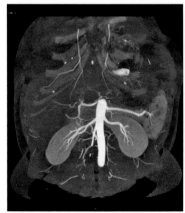 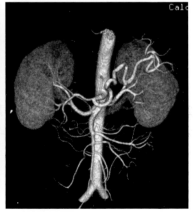

图6-4-7　胃左动脉发出副肝左动脉（CTA）

（三）肾动脉的变异

一是肾副动脉，这也是最重要的肾动脉变异，大多数肾副动脉为 1 支，可单侧出现，也可双侧同时出现；二是肾动脉过早分支：距离腹主动脉 < 1.5 cm 的肾动脉分支为过早分支，肾动脉主干近段发出 1 支或多支细小的分支，或肾动脉主干在近段分叉成粗细相仿的 2 支分支，分支可以再分（图 6-4-8，图 6-4-9）。

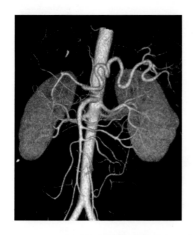 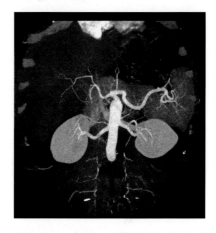

图 6-4-8　左侧多支副肾动脉（CTA）　图 6-4-9　右侧 1 支肾副动脉（CTA）

（四）门静脉的正常解剖与变异

按照 Couinaud 的分类方法可以将门静脉 0～2 级分支划分为以下几种类型。

1. 正常型　即门静脉主干在肝门处分为左支和右支，约占 80%（图 6-4-10）。

2. Ⅰ型变异　门静脉主干在肝门处呈三叉状，直接分为左支、右前支和右后支，约占 7%～8%（图 6-4-11）。

3. Ⅱ型变异　门静脉主干先发出右后支，继续向右上行分为左支和右前支，约占 7%～8%。

4. Ⅲ型变异　门静脉右支缺如。

5. Ⅳ型变异　门静脉左支水平段缺如。

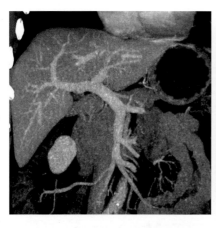 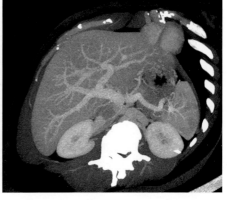

图 6-4-10　正常门静脉（CTA）　　　图 6-4-11　门静脉三叉样改变（CTA）

（五）下腔静脉解剖变异

下腔静脉解剖变异包括：左位下腔静脉；双下腔静脉（图 6-4-12）；下腔静脉肝段缺如、奇静脉代偿引流至上腔静脉；左肾静脉环绕主动脉；环下腔静脉输尿管；主动脉后左肾静脉。

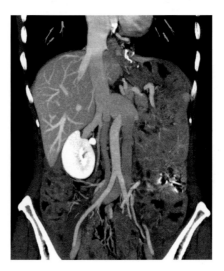

图 6-4-12　双下腔静脉（CTA）

第七章
肝脏的分段

肝脏从表面划分为左叶、右叶、方叶和尾叶，但这没有真正反映肝脏内部管道系统的构造特征，因而不适应肝脏外科进行部分肝切除的需要。影像科医师如果能对肝脏内的病灶进行准确分段，这对外科医师有很大的帮助。

肝脏的分段主要是根据肝内的管道系统而命名：门静脉、肝动脉、肝胆管，三者伴行包裹在同一 Glisson 鞘内，故称为 Glisson 系统或门脉系统。根据门脉系统分布所作的肝脏分段，称为门脉肝段。肝静脉与门静脉呈插指状的关系，按照肝静脉引流区域所作的分段，称为静脉肝段。由于肝内胆管是与肝内门静脉伴行，故在肝胆外科中均采用门脉肝段的命名。Couinaud 将门脉系统肝段按顺时针方向标以罗马数字 Ⅰ～Ⅷ，其中左内叶及尾状叶不再分段。

（一）Couinaud 肝分段

根据 Glisson 系统，将肝脏分为左、右两个半肝，再进一步分为 8 段（Couinaud 分类）（图 7-1-1）。

1. Ⅰ 段　尾状叶。
2. Ⅱ 段　相当于左外叶上段。
3. Ⅲ 段　左外叶下段。
4. Ⅳ 段　左内叶。
5. Ⅴ 段　右前叶下段。
6. Ⅵ 段　右后叶下段。
7. Ⅶ 段　右后叶上段。
8. Ⅷ 段　右前叶上段。

肝脏分 8 个段，主要被肝静脉系统和门静脉系统分割。肝中静脉将肝分成左右两叶。肝右静脉分肝右叶为右前、右后两部分。肝左静脉分肝左叶为左内叶、左外叶。门静脉系统走行于肝段内。Ⅰ 段为尾状叶，它位于门静脉和腔静脉之间；Ⅱ 段与 Ⅲ 段构成左外叶；Ⅳ 段为左内叶

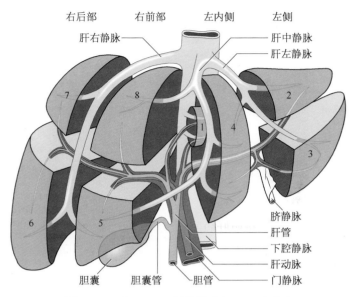

图 7-1-1 Couinaud 肝分段（Glisson 分类）

（方叶）；Ⅴ段与Ⅷ段构成肝右前叶；Ⅵ段与Ⅶ段构成肝右后叶。至于Ⅱ段与Ⅲ段、Ⅴ段与Ⅷ段、Ⅵ段与Ⅶ段分界，粗略方法以肝内门静脉分支或肝门平面为分界标志，出现以上平面所显示的是靠上方的，Ⅱ段、Ⅶ段、Ⅷ段以下层面就是Ⅲ段、Ⅴ段、Ⅵ段。Ⅴ段与Ⅵ段、Ⅶ段与Ⅷ段之间以肝右静脉分界。影像学横断面上以肝静脉为界，Ⅱ段与Ⅲ段、Ⅴ段与Ⅷ段、Ⅵ段与Ⅶ的分界大约为门静脉左右分支平面。

（二）CT 的肝脏分段

需要找出肝脏的三大静脉，即肝中静脉、肝左静脉及肝右静脉，并找出门静脉及其分叉部位。门静脉分叉可以区分上段和下段，即肝 S8/S5、S7/S6，门静脉分叉以上为 S8 和 S7，分叉以下为 S5 和 S6。肝右静脉和肝中静脉之间是右前叶，肝右静脉以后是右后叶。一般而言，从 CT 上看，最先看到的是 S8，然后是 S2 和 S4。肝左外叶以肝裂为界，比较容易辨认，左内叶为肝裂和肝中静脉之间区域。胆囊往下层面是 S5，最后的层面一般是肝 S6。尾状叶是 S1（图 7-1-2 ~ 图 7-1-8）。

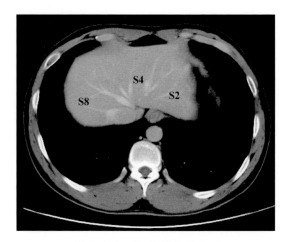

图 7-1-2　CT 肝脏分段（1）

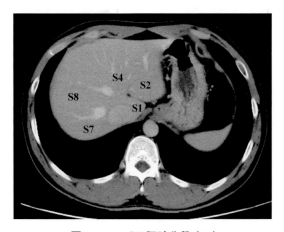

图 7-1-3　CT 肝脏分段（2）

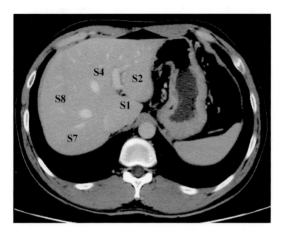

图 7-1-4　CT 肝脏分段（3）

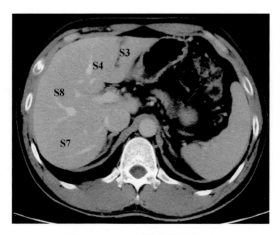

图 7-1-5　CT 肝脏分段（4）

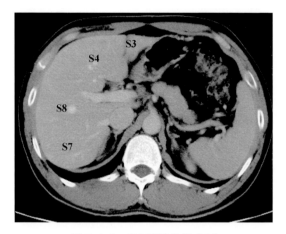

图 7-1-6　CT 肝脏分段（5）

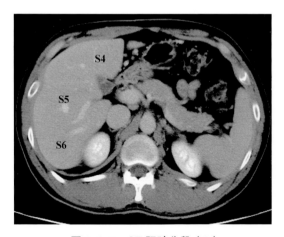

图 7-1-7　CT 肝脏分段（6）

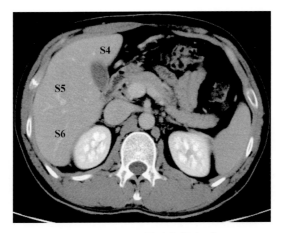

图 7-1-8　CT 肝脏分段（7）

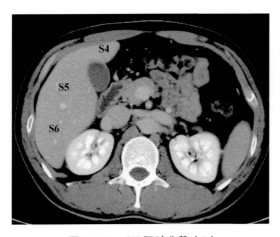

图 7-1-9　CT 肝脏分段（8）